Erfolgreich zum Medizinstudium

Patrick Ruthven-Murray

Erfolgreich zum Medizinstudium

Wie ich mir einen Studienplatz
in Deutschland oder im Ausland sichere

2., überarbeitete und erweiterte Auflage

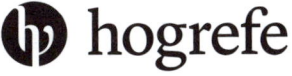

Dipl.-Kaufmann Patrick Ruthven-Murray, geb. 1976. 1997-2003 Studium der Betriebs-wirtschaftslehre in Augsburg und Berlin. 2004 Gründung der privaten Studienberatung planZ in Berlin gemeinsam mit zwei Partnern und seitdem Geschäftsführer von planZ.

Bibliografische Information der Deutschen Nationalbibliothek

Die Deutsche Nationalbibliothek verzeichnet diese Publikation in der Deutschen Nationalbibliografie; detaillierte bibliografische Daten sind im Internet über http://dnb.dnb.de abrufbar.

Hogrefe Verlag GmbH & Co. KG
Merkelstraße 3
37085 Göttingen
Deutschland
Tel.: +49 551 999 50 0
Fax: +49 551 999 50 111
E-Mail: verlag@hogrefe.de
Internet: www.hogrefe.de

Umschlagabbildung: © CandyBox Images – Fotolia.com
Satz: ARThür Grafik-Design & Kunst, Weimar
Druck: Media-Print Informationstechnologie, Paderborn
Printed in Germany
Auf säurefreiem Papier gedruckt

2., überarbeitete und erweiterte Auflage 2017
© 2013 und 2017 Hogrefe Verlag GmbH & Co. KG, Göttingen
(E-Book-ISBN [PDF] 978-3-8409-2793-5; E-Book-ISBN [EPUB] 978-3-8444-2793-6)
ISBN 978-3-8017-2793-2
http://doi.org/10.1026/02793-000

Inhalt

Vorwort 9

1   **Warum dieses Buch?** 11

2   **Warum kann ich dir helfen?** 12

3   **Studienziel Arzt** 13
3.1   Ich will Arzt werden 13
3.2   Die Leistungsbereitschaft 14
3.3   Die Interessen 15
3.4   Die Fähigkeiten 15
3.5   Berufsaussichten und Gehälter 16
3.6   Studienablauf 17
3.7   Modellstudiengänge/Reformstudiengänge 18
3.8   Das Staatsexamen und die Approbationsordnung
      für Ärzte 20
3.9   Die Facharztausbildung 21

4   **Humanmedizin an einer öffentlichen Hochschule**
    in Deutschland studieren 23
4.1   Der Zeitplan 23
4.2   Das Verfahren 25
4.3   Vorabquoten 26
4.4   Abiturbestenquote 27
4.5   Wartezeitquote 29
4.5.1 Teilstudienplätze 30
4.5.2 Ist Warten sinnvoll? 30
4.6   Auswahlverfahren der Hochschulen (AdH) 32
4.6.1 Veränderungen in den AdHs 76
4.6.2 Strategisches Setzen der Ortspräferenzen 76
4.6.3 Verbesserungsmöglichkeiten im AdH 80
4.6.3.1 Der Medizinertest (TMS) 81
4.6.3.2 Auswahlgespräche 82
4.6.3.3 Multiple Mini Interviews (MMI) 88
4.6.3.4 Berufspraktische Erfahrungen 93

4.6.3.5 Freiwilliges soziales Jahr (FSJ) und andere Dienste ... 94

4.6.3.6 Berufsausbildungen im medizinischen Bereich 94

4.7 Märchen und Mythen zum Bewerbungsverfahren
in Deutschland 96

4.8 Abschließende Empfehlung für
die Bewerbung bei hochschulstart.de 98

5 **Alternative Wege ins Medizinstudium** 100

5.1 Quereinstieg ins Medizinstudium 101

5.2 Wer eignet sich für den Quereinstieg? 102

5.3 Voraussetzungen für den Quereinstieg 103

5.3.1 Typisches Curriculum für die vorklinischen
Studiensemester 104

5.3.2 Auszug aus der ärztlichen Approbationsordnung 106

5.4 Organisation des Quereinstiegs 107

5.4.1 Reguläre Medizinerscheine 109

5.4.2 Äquivalente Leistungsnachweise 110

5.4.3 Der Umstieg in die Medizin 112

5.5 Wichtige Hinweise zum Quereinstieg 113

5.6 Risiken beim Quereinstieg 114

5.7 Landesprüfungsämter – Zuständigkeiten 115

5.8 Die Studienplatzklage........................... 118

5.9 Losverfahren an deutschen Universitäten........... 119

5.10 Private Universitäten und Medical Schools
in Deutschland 119

5.11 Studium bei der Bundeswehr 125

5.11.1 Grundvoraussetzungen für das Studium
bei der Bundeswehr 126

5.11.2 Eignungsprüfung für die Laufbahn der Offiziere
des Sanitätsdienstes 127

5.11.3 Verpflichtungszeiten 128

6 **Das Medizinstudium im Ausland** 129

6.1 Vorbereitung der Bewerbungen für ausländische
Universitäten.................................. 130

6.2 Vermittlungsagenturen 131

6.3 Werden ausländische medizinische Abschlüsse
in Deutschland anerkannt? 133

6.4 Der Wechsel von einer ausländischen an eine
deutsche Universität 134
6.5 Österreich 135
6.5.1 Studiengebühren und Lebenshaltungskosten
in Österreich 137
6.5.2 Informationsquellen zum Medizinstudium
in Österreich 137
6.5.3 Privatuniversitäten in Österreich 138
6.6 Schweiz....................................... 140
6.7 Großbritannien 141
6.8 Frankreich.................................... 141
6.9 Niederlande................................... 144
6.10 Belgien 149
6.11 Ungarn 150
6.12 Polen.. 154
6.13 Tschechien 162
6.14 Kroatien 167
6.15 Lettland, Litauen und Estland.................... 169
6.16 Rumänien 173
6.17 Slowakei..................................... 179
6.18 Bulgarien 182
6.19 Zypern....................................... 186

7 Die Entscheidungshilfen........................ 188

8 Ab zum Medizinstudium 192

Anhang
Literatur.. 193
Sachregister 194

Vorwort

Jeder Abiturient kann Medizin studieren, auch du. Das ist ein Fakt. Die Abiturnote spielt dabei zwar eine wichtige Rolle, aber selbst im Falle einer sehr schlechten Abiturnote kann jeder erfolgreich ein Medizinstudium starten. Die entscheidenden Fragen sind: Wie, wann und wo kannst du mit deiner speziellen Vorgeschichte Medizin studieren?

Um die Beantwortung dieser Fragen geht es in diesem Buch. Aufgezeigt werden unterschiedliche Lösungswege je nach Abiturnoten, berufspraktischer Vorerfahrung, naturwissenschaftlichem Kenntnisstand und so weiter.

Ich werde dir in diesem Leitfaden dabei helfen, deine aktuelle Situation richtig einzuschätzen und Möglichkeiten für das Medizinstudium aufzeigen. Ziel ist es, dabei immer zeitnahe und realistische Lösungen zu finden.

An dieser Stelle möchte ich auch noch meiner Frau Petra und den Leuten der Studienberatung planZ für die tolle Unterstützung danken. Darüber hinaus möchte ich dem Hogrefe Verlag für das Vertrauen in mich und die sehr professionelle Zusammenarbeit danken.

Berlin, Mai 2016   *Patrick Ruthven-Murray*

1 Warum dieses Buch?

Es gibt wohl kaum einen Studiengang, der für mehr enttäuschte Gesichter, Tränen und Verzweiflung gesorgt hat, als die Humanmedizin. Auslöser dafür ist nicht das Studium an sich, sondern die Absage von hochschulstart.de (ehemals ZVS). Im Wintersemester 2015/2016 haben sich rund 43.000 Menschen für ein Studium der Humanmedizin beworben. Dem gegenüber standen 9.086 Studienplätze.

Leider sind das nicht nur Einzelne, die da leer ausgingen, sondern das ist eine Kleinstadt. Bisher gibt es erstaunlicher Weise überhaupt keine Literatur, die sich den Problemen dieser Kleinstadt annimmt. Ausgenommen natürlich der Literatursammlung zur Studienplatzklage.

2 Warum kann ich dir helfen?

Genau, denn schließlich habe ich gar nicht Medizin studiert! Wie kann ich es mir da anmaßen, dass ich mich mit dem Medizinstudium auskenne? Tue ich auch nicht, ich kenne mich nur sehr gut mit den Wegen ins Medizinstudium aus, da ich als Studienberater seit zwölf Jahren sehr erfolgreich jungen Leuten wie dir dabei helfe, Arzt zu werden.

Dabei betreue ich sie von der Analyse der Ist-Situation über die Ausarbeitung von Bewerbungsstrategien bis zum tatsächlichen Studium. Und da ich ein privater Studienberater bin und die Studieninteressierten mich bezahlen, kann ich mich sehr intensiv und individuell um die angehenden Medizinstudenten kümmern. Außerdem arbeite ich unabhängig, also nur in ihrem Sinne, und erfolgsorientiert. Ich bekomme keine Provisionen oder habe sonst irgendwelche eigenen Interessen, sondern vertrete nur die Interessen von demjenigen, den ich berate. Und wenn man dies so häufig gemacht hat wie ich, dann weiß man irgendwann, was für wen funktioniert und was nicht. Erfahrung also, die ich in diesem Buch weitergeben will.

3 Studienziel Arzt

„Bitte lassen Sie mich durch, ich bin Arzt". Wenn du diesen berühmten Satz laut sagen darfst, hast du es geschafft. Du hast den längsten und einen der schwierigsten Studiengänge in Deutschland absolviert und gehörst nach der Allensbacher Berufsprestige-Skala (Institut für Demoskopie Allensbach, 2011) zu dem Berufsstand mit dem höchsten Ansehen in Deutschland.

Noch schwerer als das Studium selbst ist jedoch oftmals der Weg ins Studium. Die medizinischen Studienfächer gehören nach wie vor zu den beliebtesten in Deutschland. Der Wettbewerb bei der Bewerbung bei hochschulstart.de ist groß, weshalb eine 1 vor dem Komma beim Abiturschnitt Pflicht ist, es sei denn du bist bereit sehr viel Zeit mit Warten zu verbringen.

Bevor wir aber zu den verschiedenen Wegen für einen Studienplatz kommen, widmen wir uns erst einmal dem eigentlichen Studium und was es bedeutet. Dazu solltest du dir auch zunächst noch einmal überlegen, ob dieses Studium und dieser Beruf überhaupt zu dir passen.

3.1 Ich will Arzt werden

Es gibt sehr gute Gründe, ein Studium der Humanmedizin aufzunehmen und viele schlechte. Eine kleine Auswahl:

Gute Gründe:	Schlechte Gründe:
• naturwissenschaftliche Begeisterung • soziales Engagement • Menschen helfen/Gutes tun • etc.	• guter Verdienst • sicherer Job • hohe gesellschaftliche Anerkennung • etc.

Tatsächlich möchte ich hier nicht deine Entscheidung anzweifeln Medizin zu studieren, aber in meinen alltäglichen Beratungen passiert es

nicht selten, dass die Frage im Raum steht, warum denn die Medizin das Fach der Wahl ist. Nicht selten höre ich Begründungen wie:
- Das will ich schon seit meiner frühesten Kindheit …
- Das hat bei uns in der Familie Tradition …
- Man kann dort gut Geld verdienen …
- etc.

All dies sind leider sehr schwache Beweggründe. Es sind keine wirklichen Gründe, gerade ein Medizinstudium zu beginnen. Wenn du viel Geld verdienen willst, kannst du auch BWL studieren. Deshalb beleuchte ich im Folgenden nun die Leistungsbereitschaft, die Interessen und die Fähigkeiten, die für ein erfolgreiches Medizinstudium von großer Bedeutung sind.

3.2 Die Leistungsbereitschaft

Hier zunächst eine kleine Anekdote: Der Professor sagt: „Lernen sie bitte dieses Buch auswendig." Und der Medizinstudent fragt: *„Bis wann?"*. Der Jurastudent fragt: *„Warum?"* Ein Medizinstudium ist richtig viel harte Arbeit, und Auswendiglernen in kurzer Zeit gehört zum Alltag. Viele Medizinstudenten klagen gerade im vorklinischen Abschnitt darüber, dass sie kaum noch Freizeit haben. Ein Tag beginnt oftmals um 7 Uhr morgens, und die letzte Vorlesung endet um 18 Uhr. Danach ist noch Lernen angesagt.

Wenn du für die Abiturprüfungen intensiv und lange gelernt hast, hast du sicherlich bereits eine erste Vorstellung von dem, was dich erwartet. Für ein Medizinstudium braucht es Leute mit Biss und Durchhaltevermögen, denn das Studium ist kein Selbstläufer, bei dem man ein bisschen in den Vorlesungen aufpasst und dann klappt das schon. Es herrscht bei vielen Veranstaltungen Anwesenheitspflicht, und wenn du mehr als zweimal fehlst, bist du durchgefallen, egal ob du krank warst oder nicht. Wenn du also schon immer etwas freizeitorientierter warst, solltest du dir überlegen, ob dass das richtige Studium für dich ist, denn auch im späteren Arztberuf sind die Arbeitszeiten und -belastungen als überdurchschnittlich einzustufen.

Fazit: Du brauchst eine hohe Leistungsbereitschaft. Wenn du schon immer eher fleißig und arbeitsam warst, sollte das klappen. Wenn nicht, musst du dir überlegen, ob du bereit bist, das grundlegend zu ändern.

3.3 Die Interessen

Ein Medizinstudium ist ein naturwissenschaftliches Studium. Das heißt, Biologie, Chemie und Physik sind allgegenwärtig. Ein gewisses naturwissenschaftliches Interesse ist deshalb natürlich gerade für dieses Studium unabdingbar.

Natürlich steht in der Medizin der Mensch im Mittelpunkt der Betrachtung. Um ihn dreht sich alles, also sollte man auch Spaß daran haben, mit Menschen zu interagieren und ihnen zu helfen. Wenn du ein ausgeprägtes Interesse zur sozialen Interaktion nicht mitbringst, solltest du dich lieber nach Alternativen umsehen.

Fazit: Naturwissenschaftliches und soziales Interesse sind eine solide Basis, um lange Freude am Beruf des Arztes zu haben.

3.4 Die Fähigkeiten

Nun, wie bereits vorher erwähnt, ist ein Medizinstudium sehr naturwissenschaftlich geprägt. Noch wichtiger als die Interessen in der Naturwissenschaft, sind deshalb die naturwissenschaftlichen Fähigkeiten, um das Studium erfolgreich absolvieren zu können. Hast du Physik und Chemie abgewählt und deine Leistungs-/Prüfungskurse waren Englisch und Geschichte, dann ist das keine optimale Startposition. Du müsstest dir darüber im Klaren sein, dass du mit massiven Defiziten ins Studium startest, die du besser noch vor dem Studium ausgleichst, sonst musst du bereits im ersten Semester hinterher hecheln und sehen wie du dir gewisse naturwissenschaftliche Grundkenntnisse wieder aneignest (vgl. hierzu auch Ruthven-Murray & Meinelt, 2016).

In vielen Bereichen der Medizin muss mit den Händen gearbeitet werden, wie beispielsweise in der Chirurgie. Du solltest also nicht gerade für deine zwei linken Hände berühmt sein, denn über eine krumme und schiefe Naht hat sich noch kein Patient gefreut.

Damit wären wir auch schon bei Blut, Gerüchen, Schmerzen, Leid und Tod. Das ist Alltag für Mediziner und damit muss man umgehen können. Wer das nicht kann, sollte einen großen Bogen um die Medizin machen. Du solltest am besten schon vor dem eigentlichen Studienstart herausfinden, ob das geht und nicht im ersten Präpkurs. Sonst läufst du Gefahr bereits bei der ersten Leiche auf die Bretter zu gehen. Die drei Monate Krankenpflegepraktikum, die du für das Studium sowieso benötigst, solltest du deshalb besser bereits vor dem Studienbeginn abgeleistet haben. Dies entspannt zudem noch die sowieso schon knappe Zeit bis zum Physikum. Ansonsten rate ich dir einfach einmal „Diabetes Fuß" zu googeln und die entsprechenden Bilder zu betrachten. Gefunden? Und jetzt überlege dir, ob du hier einen Verband wechseln könntest. Ach ja, die Bilder an sich sind eigentlich nicht das Schlimmste, sondern der Geruch.

Zum Schluss kommt natürlich noch die soziale Kompetenz. Im beruflichen Alltag hast du später mit Menschen zu tun, für die der Besuch beim Arzt häufig eine Ausnahmesituation darstellt, beziehungsweise zumindest keine angenehme Situation. Du solltest also über Empathie und Sensibilität verfügen. Du brauchst nicht gleich Mutter Theresa zu sein, aber als Patient wünscht man sich natürlich eine gewisse Aufmerksamkeit und Anteilnahme von Seiten des Arztes.

Fazit: Wer naturwissenschaftlich begabt, manuell geschickt, nervenstark und sozial kompetent ist, bringt alle Voraussetzungen für einen guten Mediziner mit.

3.5 Berufsaussichten und Gehälter

Die Berufsaussichten für Absolventen der Humanmedizin sind momentan sehr gut. Fehlende Nachwuchsärzte und eine demografische Verschiebung hin zu einer älteren Gesellschaft führen zu einem Ärztemangel, der ideale Einstiegschancen für Absolventen medizinischer Fachrichtungen bietet.

Ein weiteres Plus ist hier die internationale Nachfrage nach medizinischem Fachpersonal. Ärzte können überall auf der Welt arbeiten und sind in vielen Ländern gern gesehene „Gastarbeiter".

Auch finanziell lohnen sich die Anstrengungen des langen Medizinstudiums. Nach einer aktuellen Studie des Deutschen Instituts für Wirtschaftsforschung haben die Humanmediziner als Berufsgruppe den zweithöchsten Stundenlohn in Deutschland, nach den Zahnärzten (DIW, 2012). Bei den Festangestellten sind die berufserfahrenen Mediziner nach dem aktuellen Gehaltsreport von Stepstone sogar die Spitzenverdiener in Deutschland. Mediziner mit mehr als 10 Jahren Berufserfahrung verdienen demnach knapp über 90.000 Euro brutto pro Jahr (Stepstone, 2012).

3.6 Studienablauf

Das Studium der Humanmedizin besteht klassisch aus folgenden Inhalten:

- **Vorklinik (1. bis 4. Semester):** In der Vorklinik werden die für das Medizinstudium notwendigen naturwissenschaftlichen Grundlagen vermittelt. Dazu gehören: Physik, Chemie, Biologie, Physiologie, Biochemie, Psychologie, Anatomie, Molekularbiologie und medizinische Terminologie. Außerdem müssen ein Pflegepraktikum und ein Erste-Hilfe-Kurs absolviert werden. Die Vorklinik endet mit dem Ablegen der ersten ärztlichen Prüfung (Physikum).
- **Klinik (5. bis 10. Semester):** In der Klinik steht das Wissen über Krankheiten und deren Heilung im Mittelpunkt. Zu den vermittelten Inhalten gehören (unter anderem) die Allgemeinmedizin, Anästhesiologie, Chirurgie, Geburtshilfe, Humangenetik, Innere Medizin, Kinderheilkunde, Neurologie, Orthopädie und Psychosomatische Medizin.
- **Praktisches Jahr:** Im Praktischen Jahr sammelt der Student praktische Erfahrungen in einem bestimmten Bereich des Krankenhauses (z. B. Chirurgie). Nach dem Praktischen Jahr wird die 2. Ärztliche Prüfung (das sogenannte Hammerexamen) abgelegt.

3.7 Modellstudiengänge/Reformstudiengänge

Die Modellstudiengänge in der Medizin sind eine praxisorientierte Variante des herkömmlichen Medizinstudiums. Hier sollen die Studenten durch problemorientiertes, fallbezogenes und fächerübergreifendes Lernen in Kleingruppen auf den ärztlichen Alltag vorbereitet werden.

Die Modellstudiengänge entstanden Ende der 1990er Jahre, weil in vielen medizinische Fakultäten die strikte Trennung von vorklinischen und klinischem Studium als nicht mehr zeitgemäß empfunden wurde und der Wunsch entstand, Studierenden möglichst früh die Möglichkeit zu gewähren, ihren Berufswunsch Arzt in der Klinik zu überprüfen.

Im Gegensatz zum regulären Medizinstudium setzen die Reformstudiengänge auf die Einbindung von praktischen Übungen in den Studienverlauf. So lernen die Studenten nicht nur die theoretischen Grundlagen, sondern absolvieren beispielsweise schon ab dem ersten Semester eine wöchentliche, eintägige Hospitation in einer Praxis der Primärversorgung. Diese Anwendungsorientierung zeigt sich auch in den Prüfungen. Statt wie bisher theoretisches Wissen über Multiple Choice-Aufgaben abzufragen, werden in dieser Studienform praktische Fallbeispiele und offene Fragen (Multiple Essay Questions) in die Prüfungen eingebunden, in denen nicht nur das kognitive Wissen, sondern auch das diagnostische Denken abgefragt werden.

Aber: Reformstudiengang ist nicht gleich Reformstudiengang. Die einzelnen Studiengänge unterscheiden sich in ihrer Struktur und Herangehensweise teilweise erheblich. Problemorientiertes Lernen (POL) spielt dabei aber in allen Studiengängen eine Rolle.

Kritik an den Modellstudiengängen

Grundsätzlich finde ich es natürlich prima, dass angehende Ärzte näher an der Praxis und patientenzentriert ausgebildet werden sollen. Praxisnahe, reformierte Studiengänge sind jedoch personalintensiver als reguläre Studiengänge. Stellt die Hochschule das Studiensystem um, berechnet sie ihre Studierenden-Kapazitäten entsprechend neu und lässt folglich weniger Studierende zum Medizinstudium zu. Dies ist für den einzelnen Studierenden eine tolle Sache, der im Modellstudiengang eine praxisnahe, gut betreute Ausbildung erfährt. Entsprechend vorteilhaft ist dies auch für die medizinische Fakultät, die sich durch praxisnahe Ausbildungen in Lehre und Forschung gut profilieren kann. Dass diese Profilierung jedoch zur Kürzung der Studierendenzahlen führt, halte ich für sehr problematisch.

Mir gefallen deshalb Konzepte, wie sie etwa an den Universitäten Frankfurt, Heidelberg oder Göttingen im reformierten Regelstudium umgesetzt werden. Dort werden das reguläre Curriculum und die Prüfungsstruktur zwar weiterhin weitestgehend eingehalten, gleichzeitig halten Errungenschaften aus den Reformstudiengängen in das Studium Einzug: Interdisziplinäre Lehrkonzepte in der Vorklinik, früher Patientenkontakt und das Konzept des Skills Lab, in dem Studenten praktische Fertigkeiten wie Blutabnehmen, Sonographieren, etc. bereits während des Studiums lernen können.

Nachteile und Risiken für die Studierenden

Je nachdem, wie stark der Studiengang reformiert wurde, also vom Regelstudiengang abweicht, binden sich die Studierenden für die gesamte Dauer des Studiums an eine einzige Hochschule. Während ein Wechsel von Greifswald nach Freiburg zumindest prüfungstechnisch relativ einfach ist, kannst du aus manchen Modellstudiengängen aufgrund der abweichenden Curricula und Prüfungen schlicht und ergreifend nicht in reguläre Studiengänge wechseln. Also bitte vorher überlegen, ob du dir vorstellen kannst, deine gesamte Studienzeit z. B. in Hannover zu verbringen! Prüfe bitte außerdem, wie lange der Modellstudiengang bereits existiert. Schließlich willst du kein Versuchskaninchen sein, oder?

Auch für angehende Medizinstudenten, die einen Quereinstieg in die Humanmedizin planen, ist es wichtig, zunächst zu prüfen, ob eine im Modellstudiengang abgelegte Prüfung an anderen Hochschulen als äquivalent angesehen wird.

3.8 Das Staatsexamen und die Approbationsordnung für Ärzte

Einige wenige akademische Berufe unterliegen einer staatlichen Regulierung und aufgrund eines höheren öffentlichen Interesses werden die Zwischen- und Abschlussprüfungen in solchen Studiengängen nicht von den Hochschulen, sondern von Prüfungsämtern der jeweiligen Bundesländer, also staatlichen Institutionen, durchgeführt. Damit soll vereinfacht gesagt die Einhaltung bestimmter Qualitätsstandards gewährleistet werden.

Die Grundlage all dessen ist die Approbationsordnung für Ärzte. Darin wird die gesamte Ausbildung für Ärzte geregelt und damit natürlich auch die Abschlussprüfungen. Im Jahr 2002 wurde die Approbationsordnung neu geregelt und sieht nun folgende Prüfungen vor:

1. *Erster Abschnitt der Ärztlichen Prüfung.* Dieser Abschnitt umfasst in der Regel die ersten vier Semester. Die Prüfung wird umgangssprachlich als das Physikum bezeichnet und beendet den vorklinischen Teil des Studiums. Die Prüfung besteht aus einem schriftlichen und mündlichen Teil.
   - *Schriftlicher Teil:* Dieser umfasst 320 Multiple Choice-Fragen aus den Fächern Physiologie/Physik (80 Fragen), Biochemie/Chemie (80 Fragen), Anatomie/Biologie (100 Fragen) und Psychologie/Soziologie (60 Fragen). Die Prüfung findet an zwei Tagen statt und dauert jeweils vier Stunden.
   - *Mündlicher Teil:* Dieser umfasst die Fächer Anatomie, Physiologie und Biochemie. Prüfer sind die Hochschullehrer der Universität. Eine Prüfung dauert zwischen 45 Minuten und einer Stunde.
2. *Zweiter Abschnitt der Ärztlichen Prüfung,* umgangssprachlich auch das Hammerexamen genannt. Nach Bestehen dieser Prüfung kann die Approbation beantragt werden. Die Prüfung umfasst einen schriftlichen und einen mündlichen Teil.
   - *Schriftlicher Teil:* Dieser erstreckt sich über drei Tage mit jeweils fünfstündigen Prüfungen. Diese bestehen aus 50 Einzelfragen und 57 Fragen, die sich auf vier Fallstudien beziehen.
   - *Mündlicher Teil:* Dieser erstreckt sich über zwei Tage und findet in einem der Lehrkrankenhäuser oder der entsprechenden Uniklinik der Hochschule statt. Prüfungsfächer sind dabei Innere

Medizin, Chirurgie, dein Wahlfach im Praktischen Jahr (PJ) sowie einem zugelosten Fach. Die Prüfungen selber dauern 45 bis 60 Minuten.

Glaubt man den Erfahrungsberichten, dann ist das Bestehen der Prüfungen in erster Linie von deinem Lernfleiß abhängig. Wer sich ausdauernd und gewissenhaft auf die Prüfungen vorbereitet, der schafft diese auch.

3.9 Die Facharztausbildung

Nach dem Studium beginnen die meisten Absolventen als Assistenzärzte im Krankenhaus und beginnen damit ihre Ausbildung zum Facharzt. Die Ausbildung dauert ca. 5 Jahre.

Deutsche Facharztarten in der Humanmedizin:
- Allgemeinmedizin (Hausarzt)
- Anästhesiologie
- Augenheilkunde
- Chirurgie (Spezialisierungsmöglichkeiten auf Gefäßchirurgie, Herzchirurgie, Kinderchirurgie, Orthopädie und Unfallchirurgie, Plastische und Ästhetische Chirurgie, Thoraxchirurgie, Visceralchirurgie)
- Gynäkologie und Geburtshilfe (Spezialisierungsmöglichkeiten auf Gynäkologische Endokrinologie und Reproduktionsmedizin, Gynäkologische Onkologie, Spezielle Geburtshilfe und Perinatalmedizin)
- Hals-Nasen-Ohren-Heilkunde (Spezialisierungsmöglichkeiten auf Phoniatrie oder Pädaudiologie)
- Haut- und Geschlechtskrankheiten
- Innere Medizin (Spezialisierungsmöglichkeiten als hausärztlicher Internist, fachärztlicher Internist, Angiologie, Endokrinologie und Diabetologie, Gastroenterologie, Hämatologie und Onkologie, Kardiologie, Nephrologie, Pneumologie, Rheumatologie)
- Kinderheilkunde (Spezialisierungsmöglichkeiten auf Kinder-Hämatologie und -Onkologie, Kinderkardiologie, Neonatologie, Neuropädiatrie)
- Kinder- und Jugendpsychiatrie und -psychotherapie

- Klinische Pharmakologie
- Mund-Kiefer-Gesichtschirurgie (zusätzlich Approbation als Zahnarzt wird benötigt)
- Neurochirurgie
- Neurologie
- Nuklearmedizin
- Orthopädie (Schwerpunktmöglichkeit Rheumaorthopädie)
- Physikalische und Rehabilitative Medizin
- Psychiatrie und Psychotherapie
- Psychosomatische Medizin
- Radiologie
- Rechtsmedizin
- Strahlentherapie
- Transfusionsmedizin
- Urologie
- Arbeitsmedizin
- Humangenetik
- Hygiene- und Umweltmedizin
- Laboratoriumsmedizin
- Mikrobiologie, Virologie und Infektionsepidemiologie
- Neuropathologie
- Öffentliches Gesundheitswesen
- Pathologie
- Pharmakologie und Toxikologie

4 Humanmedizin an einer öffentlichen Hochschule in Deutschland studieren

Zunächst führt dein Weg zum Medizinstudium über hochschulstart.de (früher: ZVS). Hier gilt: Nach Abzug einer Vorabquote für Härtefälle, Zweitstudienbewerber und ausländische Studienbewerber werden 20 % der Studienplätze an den öffentlichen deutschen Hochschulen von hochschulstart.de an die Abiturbesten des Jahrgangs vergeben, 20 % werden nach Wartezeit verteilt, und 60 % der Studienplätze können die Unis in einem eigenen Auswahlverfahren (ADH) vergeben.

4.1 Der Zeitplan

Das wichtigste beim Planen der Bewerbung ist, dass du keine Fristen verpasst. Leider passiert das immer wieder. Im Folgenden findest du eine Übersicht, wann in etwa welche wichtigen Bewerbungsfristen sind. Alle Termine müssen von dir noch einmal überprüft werden, da es immer wieder Veränderungen in den Terminen geben kann.

15. Januar

- Bewerbungsschluss für *Alt- und Neu-Abiturienten* für das *Sommersemester* unter www.hochschulstart.de/
- Anmeldeschluss für den Medizinertest (TMS) (vgl. www.tms-info. org/)

Anfang bis Mitte Mai

- Medizinertest in Deutschland (TMS). Bitte nur antreten, wenn eine sehr gute Vorbereitung möglich war, da der Test nur einmal absolviert werden kann.

31. Mai

• Bewerbungsschluss bei *hochschulstart.de/* für *Alt-Abiturienten* für das *Wintersemester*

15. Juli

• Bewerbungsschluss bei *hochschulstart.de/* für *Neu-Abiturienten* für das *Wintersemester*

Abbildung 1 und Abbildung 2 liefern eine Übersicht über den zeitlichen Ablauf des Bewerbungsverfahrens sowie die Versendung der Zulassungsbescheide für das Sommer- und für das Wintersemester bei hochschulstart.de.

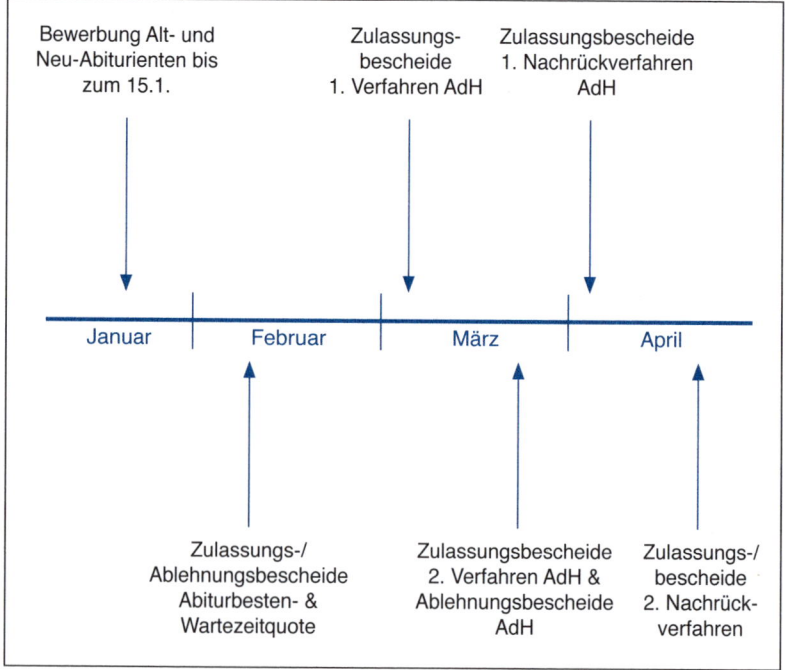

Abbildung 1: Ablauf des Bewerbungs- und Zulassungsverfahrens für das Sommersemester

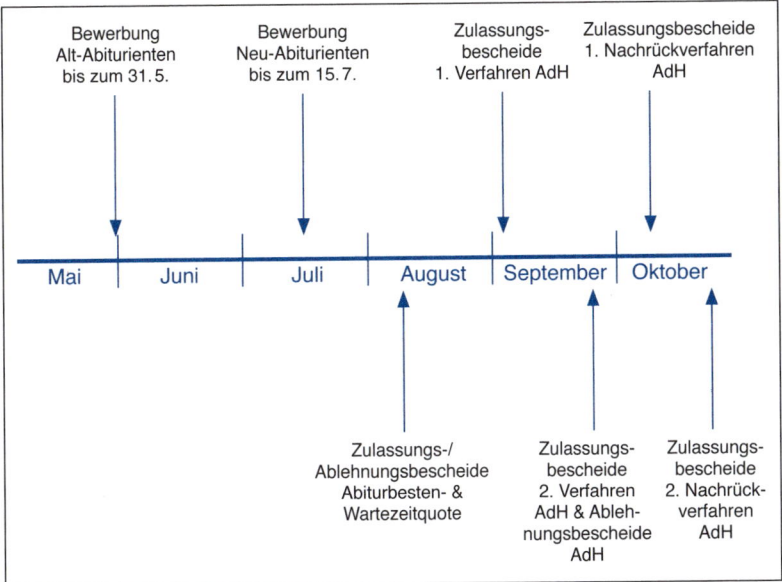

Abbildung 2: Ablauf des Bewerbungs- und Zulassungsverfahrens für das Wintersemester

4.2 Das Verfahren

Hochschulstart stellt für seine Bewerber das Online-Anmeldeportal Anton zur Verfügung. Alle Informationen und den Zugang zu Anton gibt es unter **www.hochschulstart.de**. Weitere Unterlagen wie die beglaubigte Kopie des Abiturzeugnisses müssen per Post bei hochschulstart.de eingereicht werden.

hochschulstart.de

Sonnenstraße 171

44137 Dortmund

Um am Auswahlverfahren der Hochschulen teilzunehmen, musst du im Anton-Anmeldeportal eine geeignete Strategie beim Setzen der Ortspräferenzen anwenden (Hinweise zu den Bewerbungsfristen findest du in Kapitel 4.1). Es stehen sechs mögliche Ortspräferenzen in allen drei Quoten (Abiturbestenquote, Wartezeitquote, Auswahlverfahren der Hochschulen) zur Verfügung.

Anton bietet vor allem den Vorteil, dass Wiederbewerber über ihre Zugangsdaten alte Datensätze aufrufen und ihre Studienwünsche und sonstigen Daten leicht aktualisieren können.

Das Online-Anmeldeportal Anton unterteilt sich in die Bereiche „Auswahl über Abiturbestenquote", „Auswahl über Wartezeit" und „Auswahl im Auswahlverfahren der Hochschulen (AdH)".

4.3 Vorabquoten

Bevor die eigentlichen Studienplätze von hochschulstart.de vergeben werden, gibt es eine Vorabquote für bestimmte Bewerbergruppen. Tabelle 1 liefert dazu einige Informationen (vgl. Hochschulstart, 2012).

Tabelle 1: Vorabquote für bestimmte Bewerbergruppen

| **Ausländische Studienbewerber** (Maximal 5 % der Studienplätze) | Den deutschen Bewerbern gleichgestellt | Den deutschen Studienbewerbern gleichgestellt sind:
 • Studienbewerber aus EU-Ländern, Liechtenstein, Norwegen und Island.
 • Ausländer und Staatenlose, die eine deutsche Hochschulzugangsberechtigung erworben haben.
 Diese Studienbewerber bewerben sich über hochschulstart.de. |
| | Den deutschen Bewerbern nicht gleichgestellt | Studienbewerber, die den deutschen Bewerbern nicht gleichgestellt sind (die die oben genannten Kriterien nicht erfüllen) bewerben sich direkt bei den Hochschulen. Die Quoten für ausländische Studienbewerber sind jeweils abhängig von der Hochschule. |

Tabelle 1: Fortsetzung

Härtefälle (Maximal 2% der Studien- plätze)	Härtefälle sind solche, die aus familiä- ren oder sozialen Gründen eine sofor- tige Aufnahme des Studiums erfor- dern und bei denen die Verzögerung der Aufnahme unzumutbar wäre.
Zweitstudienbewerber (Maximal 3% der Studien- plätze)	Zweitstudienbewerber sind alle, die bereits ein Studium an einer deut- schen Hochschule abgeschlossen haben und ein weiteres Studium anschließen möchten.
Bewerber mit besonderer Hochschulzugangs- berechtigung (Maximal 0,2% der Studien- plätze)	Überwechsler sind Studienbewerber, die ihre fachgebundene oder allgemeine Hochschulreife durch das Ablegen einer Vor- oder Zwischen- prüfung an einer deutschen Hoch- schule erworben haben.
Sanitätsoffiziere der Bundeswehr (Maximal 2,2% bzw. 220 Studienplätze)	Sanitätsoffiziere der Bundeswehr ver- pflichten sich für 17 Jahre und werden ganz normal an den deutschen medi- zinischen Hochschulen ausgebildet.

Ich weiß was du jetzt denkst: „Da kann man doch sicherlich irgendwas drehen, um hier einen Platz zu ergattern". Nein, kann man nicht. Wenn du darüber nachdenkst, die eine oder andere Vorabquote für dich in Betracht zu ziehen, dann prüfe bitte eingehend, ob du wirklich einen Anspruch hast. Zu deiner Information: In acht Jahren der Betreuung von Studieninteressierten für die Medizin hatte ich noch keinen einzigen Fall, bei dem es gelungen ist, einen dieser Plätze zu bekommen. Und glaube mir, es haben einige versucht.

4.4 Abiturbestenquote

20% der Studienplätze werden über die Abiturbestenquote verteilt und hier können im Anton-Onlineportal bis zu sechs Wunschstudienorte genannt werden. In der Abiturbestenquote messen sich die Bewerber zunächst nur mit anderen Bewerbern, die im gleichen Bundesland Abitur gemacht haben.

In den vergangenen Semestern waren dabei die in Tabelle 2 aufgelisteten Abiturnoten maßgeblich.

Tabelle 2: Abiturbestenquote – Maßgebliche Abiturnoten nach Bundesländern

Abitur erworben in ...	Humanmedizin	
	Wintersemester 15/16	Sommersemester 16
Baden-Württemberg	1,0	1,1
Bayern	1,0	1,1
Berlin	1,0	1,0
Brandenburg	1,0	1,0
Bremen	1,0	1,1
Hamburg	1,0	1,0
Hessen	1,0	1,1
Mecklenburg-Vorpommern	1,0	1,1
Niedersachsen	1,1	1,2
Nordrhein-Westfalen	1,0	1,1
Rheinland-Pfalz	1,0	1,2
Saarland	1,0	1,4
Sachsen	1,0	1,1
Sachsen-Anhalt	1,0	1,4
Schleswig-Holstein	1,1	1,2
Thüringen	1,0	1,1

Leider ist das noch nicht alles, sondern es gibt noch eine zweite Stufe zur Verteilung der Studienplätze in der Abiturbestenquote. Jeder kann in dieser Quote bis zu 6 Wunschstudienorte angeben und es ist klar, dass es hier immer zu einer ungleichen Nachfrage kommt. Auf sehr beliebte Standorte wie Berlin oder Münster kommen deutlich mehr Studienbewerber als Studienplätze in dieser Quote. Hier können also nicht alle Interessenten berücksichtigt werden, sondern viele bekommen keinen Studienplatz. In dem Fall kommt der nächste Studienort der Liste in Betracht. Hier ist es nun aber so, dass alle, die diesen Standort als 1. Ortspräferenz genannt haben, weiter vorne in der Schlange stehen. Eine höhere Ortspräferenz hat also eine größere Bedeutung als die Abiturnote.

Ich empfehle dir hier nur Orte zu wählen, in denen du auch wirklich gerne studieren möchtest. Deshalb macht es aus meiner Sicht eher Sinn maximal ein bis zwei Orte anzugeben und ansonsten eher auf das Auswahlverfahren der Hochschulen zu spekulieren. Wer natürlich eine deutlich schlechtere Note als 1,4 hat, der braucht in diesem Bereich eigentlich gar nichts angeben, da er in dieser Quote aller Voraussicht nach absolut chancenlos sein wird.

4.5 Wartezeitquote

Die Eingangsfrage ist, was ist denn überhaupt ein Wartesemester? Wartesemester sammelst du automatisch ab dem Zeitpunkt, an dem du die Hochschulzugangsberechtigung erhalten hast und nicht an einer deutschen Hochschule eingeschrieben warst. Hast du also nach dem Abitur ein einjähriges FSJ (Freiwilliges Soziales Jahr) gemacht, dann hast du zwei Wartesemester gesammelt.

Im Bereich „Wartezeitquote" bei hochschulstart.de können ebenfalls sechs Präferenzorte genannt werden. Alle Bewerber messen sich miteinander, wobei alle Bewerber nach der Zahl der Wartesemester gereiht werden. Als Zulassungsgrenze für die Humanmedizin galten im vergangenen Wintersemester 2015/2016 mindestens 14 Wartesemester.

4.5.1 Teilstudienplätze

Einige Hochschulen bieten Teilstudienplätze an. Bei einem Teilstudienplatz ist die Zulassung nur auf den vorklinischen Studienabschnitt beschränkt, ohne dass die Fortsetzung des Studiums im klinischen Abschnitt gewährleistet ist. Ein „Teilstudium" wird nicht als wartezeitschädliches Parkstudium gewertet. Es werden also Wartesemester gesammelt.

> **Wichtig:**
>
> Um an allen Verlosungen für die Teilstudienplätze teilzunehmen, muss das Kästchen „alle anderen Hochschulen" im Bereich der Wartezeitquote aktiviert werden. Ich empfehle die Teilnahme an der Verlosung ausdrücklich!

Zum Wintersemester 2011/2012 haben nach Informationen von hochschulstart.de 276 Studienbewerber einen Teilstudienplatz zugelost bekommen. Dabei gab es Teilstudienplätze nur an den Standorten Freiburg, Göttingen, Marburg, Mainz und Regensburg. Freiburg, Mainz und Regensburg haben jedoch die Vergabe von Teilstudienplätzen mittlerweile eingestellt.

4.5.2 Ist Warten sinnvoll?

Nein! Viele Interessenten für einen Medizinstudienplatz versuchen, über eine Berufsausbildung und anschließende Tätigkeit im medizinischen Bereich entsprechende Wartesemester anzuhäufen. Über die Wartezeit wollen sie dann einen Studienplatz erhalten. Ein Problem besteht jedoch darin, dass die Wartezeit keine festgeschriebene Größe ist, sondern sich bei jeder Bewerbungsrunde neu bildet. Im Jahr 2007 lag die Auswahlgrenze in der Wartezeitquote bei 8 Semestern. „Super", hat sich da der eine oder andere Abiturient gedacht, „dann mach ich jetzt erst einmal eine dreijährige Ausbildung zum Rettungsassistenten und arbeite anschließend noch ein Jahr". Aber Pustekuchen, die Auswahlgrenze in der Wartezeit ist permanent weiter gestiegen und derjenige wird mindestens 2 Jahre länger gewartet haben, bis ein Studienplatz in Aussicht kam.

Die aktuelle Auswahlgrenze in der Wartezeitquote beträgt mindestens 7 Jahre. Um eine etwaige Vorstellung von der zeitlichen Dimension zu bekommen, empfehle ich hier immer, die Denkrichtung einmal zu ändern. Also beispielsweise 7 Jahre zurückzugehen. Wie alt warst du vor 7 Jahren? Vielleicht 11? Verdammt lang her, oder?

Ein weiteres großes Problem am Warten sind meiner Meinung nach die Opportunitätskosten (= entgangene Einnahmen/Erlöse). Betrachten wir hierzu einmal ein paar Zahlen: Nehmen wir an, du entschließt dich für eine Berufsausbildung und eine anschließende dreijährige Tätigkeit im Krankenpflegedienst, um die Zeit bis zum Medizinstudium zu überbrücken. Folgende Verdienste fallen dabei in etwa an:

36 Monate × 900 Euro brutto/Monat in der Ausbildungszeit	32.400 Euro
48 Monate × 2.000 Euro brutto/Monat als ausgebildete Vollzeitkraft	96.000 Euro
Summe des Bruttoverdienstes in 7 Jahren Tätigkeit	= 128.400 Euro

Ein Assistenzarzt steigt momentan mit ca. 52.000 Euro Bruttojahresgehalt ein, macht also bei 7 Jahren ein Bruttoeinkommen von 364.000 Euro, wobei hier der Einfachheit halber keine Gehaltssteigerungen eingerechnet wurden und nicht von den letzten Verdienstjahren eines Arbeitslebens ausgegangen wird, weil es ja eigentlich diese sind, die fehlen werden. Die Opportunitätskosten belaufen sich also auf ca. 235.600 Euro. Das sind die Gehälter, die dir entgehen, wenn du beschließt zu warten und eine Ausbildung mit anschließender Berufstätigkeit absolvierst. Zumindest in der Theorie. Das ist kein Scherz! Warten ist also eigentlich richtig teuer. Natürlich lernt man auch etwas in der Zeit, sammelt Erfahrungen und so weiter. Aber mal ehrlich: Willst du Medizin studieren oder ein Krankenpflegeausbildung machen? Ich habe größten Respekt vor medizinischem Fachpersonal, aber wenn du Medizin studieren willst, dann solltest du dir einen solchen Umweg wirklich überlegen. Selbst ein teures Privatstudium für 70.000 Euro (vgl. hierzu auch Kapitel 5.10) verliert in Anbetracht solcher Opportunitätskosten seinen Schrecken. Bleibt natürlich noch das Problem, woher bekomme ich unter Umständen die 70.000 Euro?

4.6 Auswahlverfahren der Hochschulen (AdH)

Im Auswahlverfahren der Hochschulen (AdH) stehen ebenfalls sechs mögliche Ortspräferenzen zur Verfügung, du kannst in diesem Bereich im Online-Portal also bis zu sechs Hochschulstandorte angeben. Das strategische Setzen der Ortspräferenzen hat einen Einfluss auf die Möglichkeit zur Teilnahme am AdH. Die Reihung der Ortspräferenzen spiegelt keine Rangfolge der Chancen wieder. Es muss also nicht sein, dass du an dem Standort, dem du die erste Ortspräferenz zuordnest, die besten Chancen hast. Andersherum bedeutet es aber auch nicht, dass du an den Standorten, die du weiter hinten in der Ortspräferenzreihung angibst, schlechtere Chancen haben wirst. Primär ist es für dich wichtig, herauszufinden, welche Hochschulen in ihrem AdH einen kompetitiven Vorteil für dich bieten.

Es gibt 35 Hochschulen, die ein Medizinstudium anbieten. Fast jede dieser Hochschulen hat mittlerweile ihr eigenes Auswahlverfahren, bei dem sie verschiedene Aspekte für die Auswahl ihrer Studenten berücksichtigt. Leider kann ich dir die kommenden Seiten nicht ersparen und ich weiß, dass es wirklich mühsam ist, sich auf diesen Seiten durchzuarbeiten. Aber es kann sehr entscheidend sein, herauszufinden, welcher Standort für deinen speziellen bisherigen Werdegang gute Chancen bietet. Dabei solltest du deine persönlichen Präferenzen für gewisse Standorte erst einmal außen vor lassen. Natürlich hast du bevorzugte Studienorte, an denen du gerne dein Studium starten würdest, aber ich empfehle dir wirklich, diese Wünsche zunächst zurückzustellen.

Aachen

Tabelle 3: AdH Aachen

Zugelassene Ortspräferenzen	Auswahlkriterien	Auswahlgrenze im Nachrückverfahren		Studienplätze	
		Wintersemester 15/16	Sommersemester 16	AdH	Gesamt
1–3	Durchschnittsnote	1,1	×	194	284

Das Auswahlverfahren

Am Bewerbungsverfahren nehmen nur die Bewerber teil, die die RWTH Aachen als erste, zweite oder dritte Ortspräferenz gesetzt haben. Die RWTH Aachen erstellt auf Basis der Abiturnote eine Rangliste, mit Hilfe derer alle verfügbaren Studienplätze vergeben werden.

Berlin

Tabelle 4: AdH Berlin

Zuge-lassene Ortsprä-ferenzen	Auswahl-kriterien	Auswahlgrenze im Nachrückverfahren		Studien-plätze	
		Winter-semester 15/16	Sommer-semester 16	AdH	Ge-samt
Nur 1	Durchschnittsnote Naturwissen-schaftlicher Auswahltest (HAM-Nat)	Bis 1,6 Einladung zum HAM-Nat/ Zulassung ab 1025 Punkten	Bis 1,6 Einladung zum HAM-Nat/ Zulassung ab 945 Punkten	203	324

Das Auswahlverfahren

Beim Auswahlverfahren der Charité Berlin wird nur berücksichtigt, wer die Charité als 1. Ortspräferenz angegeben hat. Dann werden 850 Bewerber vorausgewählt und per Mail zu einem naturwissenschaftlichen Studierfähigkeitstest (HAM-Nat) eingeladen. Die Auswahl erfolgt über die Abiturdurchschnittsnote. Bei Ranggleichheit wird ein Dienst[1] als nachrangiges Kriterium herangezogen. Sollte dann immer noch Ranggleichheit herrschen, entscheidet das Los. Der Test findet in Berlin statt und gilt nur für die aktuelle Bewerbungsrunde. Der Test kann beliebig oft wiederholt werden.

---

1 Dienst nach Bundesfreiwilligendienstgesetz

Maximal können 400 Punkte im Test erreicht werden. Die erreichte Punktzahl wird mit dem Punktwert, der aus der Abiturdurchschnittsnote errechnet wird (vgl. Tabelle 5), summiert. Mit der Gesamtpunktzahl wird wiederum eine Rangliste erstellt, anhand derer die Studienplätze vergeben werden.

Tabelle 5: Umrechnungstabelle von der Abiturnote in den für das Auswahlverfahren verwendeten Punktwert

1,0 = 900 Pkt.	1,6 = 720 Pkt.
1,1= 870 Pkt.	1,7 = 690 Pkt.
1,2 = 840 Pkt.	1,8 = 660 Pkt.
1,3 = 810 Pkt.	1,9 = 630 Pkt.
1,4 = 780 Pkt.	2,0 = 600 Pkt.
1,5 = 750 Pkt.	2,1 = 570 Pkt.

Bochum

Tabelle 6: AdH Bochum

Zuge-lassene Ortsprä-ferenzen	Auswahl-kriterien	Auswahlgrenze im Nachrückverfahren		Studien-plätze	
		Winter-semester 15/16	Sommer-semester 16	AdH	Ge-samt
1–6	Durchschnittsnote TMS	1,3	×	280	323

Das Auswahlverfahren

Die Ruhr-Universität Bochum nutzt für ihr Auswahlverfahren die Abiturdurchschnittsnote und den Medizinertest (TMS). Die Teilnahme an diesem Test ist freiwillig und du kannst deine Zulassungschancen verbessern. Eine Verschlechterung der Zulassungschancen durch den Test kann nicht erfolgen, da der Test dann nicht gewertet wird. Deine Abiturdurchschnittsnote wird nach der Teilnahme am TMS neu berechnet, sofern das Ergebnis des TMS besser ist als deine Abiturdurchschnittsnote. In der Neuberechnung gehen deine Abiturnote mit 51 % und das Notenäquivalent des TMS mit 49 % ein.

Mittels der neu entstandenen Rangliste wird die Auswahl durchgeführt. Bei Ranggleichheit wird die Rangfolge nach der Abiturdurchschnittsnote erstellt. Besteht danach immer noch Ranggleichheit geht es nach Wartezeit, dann nach Dienst (vgl. Kapitel 4.6.3.4) und letztendlich nach Los.

Beispiel: Du hast eine 1,7 im Abitur erreicht und im TMS mit einem Notenäquivalent von 1,2 abgeschnitten.

$$0{,}51 \times 1{,}7 + 0{,}49 \times 1{,}2 = 1{,}455$$

→ In diesem Fall hätte es im Wintersemester 2015/2016 nicht für einen Studienplatz gereicht.

Bonn

Tabelle 7: AdH Bonn

Zuge-lassene Ortsprä-ferenzen	Auswahl-kriterien	Auswahlgrenze im Nachrückverfahren		Studien-plätze	
		Winter-semester 15/16	Sommer-semester 16	AdH	Ge-samt
1–6	Durchschnittsnote	1,2	×	236	272

Das Auswahlverfahren

Die Universität Bonn sucht sich ihre Studenten momentan rein über die Abiturdurchschnittsnote aus. Es gibt also ein Ranglistenverfahren und bei Ranggleichheit geht es nach Wartezeit, dann nach Dienst (vgl. Kapitel 4.6.3.4) und letztendlich nach Los.

Dresden

Tabelle 8: AdH Dresden

Zuge-lassene Ortsprä-ferenzen	Auswahl-kriterien	Auswahlgrenze im Nachrückverfahren		Studien-plätze	
		Winter-semester 15/16	Sommer-semester 16	AdH	Ge-samt
Nur 1	Durchschnittsnote Einzelfächer Berufsausbildung Freiwilligendienst Auswahlgespräch	Voraus-wahl bis 1,9/ bis 899 Punkten Einladung zum Gespräch	×	140	226

Das Auswahlverfahren

Du wirst nur im Auswahlverfahren berücksichtigt, wenn du Dresden als erste Ortspräferenz nennst. Vor Beginn des eigentlichen Auswahl-verfahrens wird die dreifache Zahl der für den Studiengang Medizin zu vergebenden Studienplätze an Bewerbern durch hochschulstart.de vorausgewählt (ca. 900 Bewerber). Die Rangfolge entsteht nach der Abiturdurchschnittsnote. Wenn du am Auswahlverfahren teilnimmst, musst du einen ausgefüllten Fragebogen der TU Dresden, das Abitur-zeugnis, ggf. Nachweise über deine Berufsausbildung und -tätigkei-ten, deine Nachweise über Praktika oder Freiwilligendienste und deine Nachweise über weitere Qualifikationen einreichen. Nach der Sich-tung dieser Unterlagen findet das Auswahlverfahren in zwei Schritten statt.

1. Schritt: Im ersten Schritt wird eine Bewerberreihenfolge auf Basis eines Punktesystems erstellt. Dieses Punktesystem berücksichtigt fol-gende Kriterien:
a) die im Abitur erreichte Punktzahl also maximal 900 Punkte. Hast du dein Abitur in einem Bundesland mit maximal 840 Punkten ge-

macht, muss dein Punktwert mit einem Dreisatz umgerechnet werden.

b) Für jedes naturwissenschaftliche Fach (Mathematik, Chemie, Physik, Biologie) gibt es abhängig von der Leistung folgende Punktzahlen pro Halbjahr:
  - 13–15 Punkte / Note 1,5–1,0 = 6 AdH Punkte
  - 10–12 Punkte / Note 2,5–1,6 = 5 AdH Punkte
  - 7–9 Punkte / Note 2,6–3,5 = 4 AdH Punkte
  - 4–6 Punkte / Note 3,6–4,5 = 3 AdH Punkte
  - 1–3 Punkte / Note 4,6–5,5 = 2 AdH Punkte
  - Die AdH Punkte der jeweiligen Halbjahre werden aufsummiert

c) Ausbildungen/Berufstätigkeit
  - Medizinisch relevante, aber noch nicht abgeschlossene Berufsausbildung: + 30 AdH Punkte pro absolviertem Ausbildungshalbjahr (max. 90 AdH Punkte)
  - Abgeschlossene medizinisch relevante Berufsausbildung: +100 AdH Punkte
  - Mindestens 12 Monate Berufstätigkeit nach einer medizinischen Ausbildung + 30 Punkte

d) Praktische Tätigkeit in der Krankenpflege:
  - krankenpflegerischer oder sozialer Dienst von mehr als 1 Monat + 5 AdH Punkte/von mehr als 2 Monaten + 10 AdH Punkte

e) Staatlich anerkannter Freiwilligendienst:
  - 6 Monate = 15 AdH Punkte
  - 12 Monate = 30 AdH Punkte
  - Max. werden hier 30 AdH Punkte gewährt

Auf Basis dieser Bewertungen wird eine Rangfolge erstellt, die darüber entscheidet, ob du zum zweiten Schritt des Bewerbungsverfahrens eingeladen wirst. Die Rangfolge umfasst mindestens die zweifache Menge (ca. 300) der zu vergebenden Studienplätze.

2. Schritt: Das Auswahlgespräch prüft dich hinsichtlich deiner Eignung und Motivation für das Studium, deiner ganzheitlichen Betrachtung und Würdigung, deines Ausdrucks- und Kommunikationsverhaltens und deines Sozialverhaltens in schwierigen Gesprächssituationen. Du musst 4 Gespräche à 12 Minuten durchlaufen, bei denen du durch ein

Punktesystem bewertet wirst. Abschließend wird eine Rangfolge mit folgendem Vorgehen ermittelt:

Rangplatz AdH =   Punkte HZB × 0,51 + AdH Punkte 1. Schritt × 0,09 + AdH Punkte 2. Schritt × 0,4

Duisburg-Essen

Tabelle 9: AdH Duisburg-Essen

Zuge-lassene Ortsprä-ferenzen	Auswahl-kriterien	Auswahlgrenze im Nachrückverfahren		Studien-plätze	
		Winter-semester 15/16	Sommer-semester 16	AdH	Ge-samt
Nur 1	Durchschnittsnote Auswahlgespräch	Bis 1,5 Einladung zum Gespräch	×	151	225

Das Auswahlverfahren

Im Auswahlverfahren wirst du nur berücksichtigt, wenn du die Universität Duisburg-Essen als erste Ortspräferenz angegeben hast. In der Vorauswahl findet des Weiteren deine Abiturnote Berücksichtigung. Es wird in etwa die dreifache Zahl der für den Studiengang Medizin zu vergebenden Studienplätze an Bewerbern durch hochschulstart.de vorausgewählt (ca. 310 Einladungen).

In das Auswahlverfahren gehen deine Abiturnote und die Bewertung deines Auswahlgesprächs ein. Die Abiturnote wird absteigend mit 80 Punkten bewertet (Beispiel: 1,0 = 80 Punkte, 1,1 = 79 Punkte, 1,2 = 78 Punkte, etc.). Zu diesen Punkten werden die von dir im Auswahlgespräch erreichten Punkte addiert. Die im Gespräch fokussierten Themen sind:
a) Motivation für den Studiengang und Erläuterung der Entscheidungs-findung (max. 10 Pkt.).

b) Vorbereitung auf das Studium durch Wahl besonderer Fächer in der Schule und außerschulische Aktivitäten (max. 10 Pkt.).

c) Eignung für das Studium durch außerschulische Aktivitäten und/ oder berufliche Tätigkeiten (max. 10 Pkt.).

d) Vorstellungen vom Arztberuf und strukturelle und inhaltliche Merkmale des Arztberufs (max. 10 Pkt.).

e) Kenntnisse über aktuelle gesundheitspolitische Probleme (max. 10 Pkt.).

f) Darlegung von für den Arztberuf wichtig erscheinenden eigene Fähigkeiten und Merkmale (max. 10 Pkt.).

Die einzelnen Bereiche des Auswahlgesprächs werden jeweils mit 1 bis 10 Punkten bewertet, wobei 10 die maximale Punktzahl darstellt. Ebenfalls auf der Skala von 1 bis 10 wird der Gesamteindruck des Gesprächs bewertet. So kannst du maximal 70 Punkte erreichen, die zur Punktzahl der Abiturnote addiert werden. Auf Basis der entstandenen Punktzahl wird eine Reihenfolge gebildet, mithilfe derer die verfügbaren Studienplätze vergeben werden.

Düsseldorf

Tabelle 10: AdH Düsseldorf

Zuge- lassene Ortsprä- ferenzen	Auswahl- kriterien	Auswahlgrenze im Nachrückverfahren		Studien- plätze	
		Winter- semester 15/16	Sommer- semester 16	AdH	Ge- samt
1–6	Durchschnittsnote	1,3	x	293	402

Das Auswahlverfahren

Die Universität Düsseldorf sucht sich ihre Studenten momentan rein über die Abiturdurchschnittsnote aus. Es gibt also ein Ranglistenverfahren und bei Ranggleichheit geht es nach Wartezeit, dann nach Dienst (vgl. Kapitel 4.6.3.4) und letztendlich nach Los.

Erlangen-Nürnberg

Tabelle 11: AdH Erlangen-Nürnberg

Zuge-lassene Ortsprä-ferenzen	Auswahl-kriterien	Auswahlgrenze im Nachrückverfahren		Studien-plätze	
		Winter-semester 15/16	Sommer-semester 16	AdH	Ge-samt
1–6	Durchschnittsnote TMS Berufsausbildung	1,0	1,2	122	177

Das Auswahlverfahren

Auswahlkriterium an der Universität Erlangen-Nürnberg ist die Abiturnote, auf Basis derer eine Rangfolge erstellt wird, die über die Vergabe der verfügbaren Studienplätze entscheidet. Deine Abiturnote kannst du auf zweierlei Weisen verbessern:

a) Test für medizinische Studiengänge (TMS): Wenn du zu den Besten 10 % der Teilnehmer gehörst, verbessert sich deine Abiturnote um 8 Zehntel. Liegt dein Ergebnis zwischen 11 % und 20 % verbesserst du deine Abiturnote um 6 Zehntel. Liegt dein Ergebnis zwischen 21 % und 30 % verbessert sich deine Abiturnote um 4 Zehntel. Liegt dein Ergebnis zwischen 31 % und 40 % verbessert sich deine Abiturnote um 2 Zehntel (vgl. Kapitel 4.6.3.1).

b) Eine einschlägige Berufsausbildung kann zu einer Verbesserung der Abiturnote um 1 Zehntel führen (vgl. Kapitel 4.6.3.5).

Frankfurt am Main

Tabelle 12: AdH Frankfurt am Main

Zugelassene Ortspräferenzen	Auswahlkriterien	Auswahlgrenze im Nachrückverfahren		Studienplätze	
		Wintersemester 15/16	Sommersemester 16	AdH	Gesamt
Nur 1	Durchschnittsnote TMS	1,5	×	366	506

Das Auswahlverfahren

Es werden nur Bewerbungen berücksichtigt, in denen Frankfurt als erste Ortspräferenz angegeben wurde: Als Kriterien für die Erstellung einer Rangfolge zieht die Uni Frankfurt sowohl die Abiturnote als auch den TMS heran. Wenn dieser vorliegt, dann kann der TMS eingebracht werden, sofern dies zu einer Verbesserung des Notendurchschnittes führt. Dabei gehen die Abiturnote mit 51 % und das TMS-Ergebnis mit 49 % in die Bewertung ein.

Freiburg

Tabelle 13: AdH Freiburg

Zugelassene Ortspräferenzen	Auswahlkriterien	Auswahlgrenze im Nachrückverfahren		Studienplätze	
		Wintersemester 15/16	Sommersemester 16	AdH	Gesamt
1–2	Durchschnittsnote Berufsausbildung Freiwilligendienst TMS Naturwissenschaftliche Wettbewerbe	1,0	×	207	338

Das Auswahlverfahren

Auswahlkriterium an der Universität Freiburg ist die Abiturnote, auf Basis derer eine Rangfolge erstellt wird, die über die Vergabe der verfügbaren Studienplätze entscheidet. Deine Abiturnote kannst du auf mehrere Weisen verbessern:

a) Eine abgeschlossene medizinische Berufsausbildung kann deine Abiturnote um 1 Zehntel pro Ausbildungshalbjahr beziehungsweise der anschließenden Berufstätigkeit verbessern, maximal jedoch um insgesamt 0,5 (vgl. Kapitel 4.6.3.5).

b) Wenn du in einem oder mehreren naturwissenschaftlichen Landes- oder Bundeswettbewerben einen der ersten drei Plätze belegt hast, verbessert sich deine Abiturdurchschnittsnote um 0,2.

c) Für die Teilnahme an einem Freiwilligendienst (Bundeswehr, FSJ etc., vgl. Kapitel 4.6.3.4) verbessert sich deine Abiturnote für einen mindestens neunmonatigen Vollzeitdienst um 0,1 und für einen achtzehnmonatigen Dienst um 0,2.

d) Test für medizinische Studiengänge (TMS): Wenn du zu den Besten 10 % der Teilnehmer gehörst, verbessert sich deine Abiturnote um 5 Zehntel. Liegt dein Ergebnis zwischen 11 % und 30 % verbesserst du deine Abiturnote um 3 Zehntel (vgl. Kapitel 4.6.3.1).

Maximal ist eine Verbesserung deiner Abiturnote auf eine 1,0 möglich.

Wichtig:

Auch in Freiburg erfolgt deine Bewerbung über hochschulstart.de. Allerdings ist es hier ganz wichtig, dass du deine Dokumente separat bis zum 15. Juli des Jahres zur Uni direkt schickst. Kannst du allerdings keines der oben genannten Kriterien vorweisen, dann gilt die Abiturnote und du musst keine zusätzlichen Unterlagen schicken.

Gießen

Tabelle 14: AdH Gießen

Zuge- lassene Ortsprä- ferenzen	Auswahl- kriterien	Auswahlgrenze im Nachrückverfahren		Studien- plätze	
		Winter- semester 15/16	Sommer- semester 16	AdH	Ge- samt
1–6	Durchschnittsnote TMS Berufsausbildung	648,8 Punkte/ Berufs- quote 621 Punkte	644 Punkte/ Berufs- quote 621 Punkte	172	175

Anmerkung: Punktwerte sind nach anderen Regeln ermittelt worden. Seit WiSe 16/17 gilt ein neues Verfahren (siehe unten).

Das Auswahlverfahren

Im Auswahlverfahren wirst du nur berücksichtigt, wenn du eine Abiturnote von 2,3 oder besser hast. Für die Auswahl werden zwei Ranglisten gebildet:

1. 90 % der Studienplätze werden nach einer Rangliste vergeben, die aus der Abiturdurchschnittsnote und dem TMS gebildet wird. In die Rangliste geht die Abiturnote mit 51 % Gewichtung und das TMS-Notenäquivalent mit 49 % in die neue, verbesserte Note ein. Verschlechtert sich deine Note gegenüber der Abiturdurchschnittsnote oder kannst du keinen TMS nachweisen, dann wird deine reguläre Abiturdurchschnittsnote verwendet (vgl. Kapitel 4.6.3.1).

2. 10 % der Studienplätze werden nach einer Rangliste an Bewerber mit abgeschlossener medizinisch relevanter Berufsausbildung vergeben (vgl. Kapitel 4.6.3.5). Die Rangliste wird dann rein über die Abiturdurchschnittsnote gebildet. Wenn du keine abgeschlossene Berufsausbildung im medizinisch relevanten Bereich hast, kannst du nicht an der Auswahl über diese Rangliste teilnehmen.

Göttingen

Tabelle 15: AdH Göttingen

Zuge-lassene Ortsprä-ferenzen	Auswahl-kriterien	Auswahlgrenze im Nachrückverfahren		Studien-plätze	
		Winter-semester 15/16	Sommer-semester 16	AdH	Ge-samt
Nur 1	Durchschnitts-note Berufsausbildung Auswahlgespräch	Voraus-wahl-grenze bei 1,3	1,3	77	144

Das Auswahlverfahren

Die Uni Göttingen muss als erste Ortspräferenz genannt werden, wenn du am Auswahlverfahren teilnehmen möchtest. Die Universität erstellt auf Basis der Abiturdurchschnittsnoten der Bewerber eine Rangliste. Die Note kann zum einen durch eine anerkannte medizinische Berufsausbildung um 0,3 verbessert werden. Des Weiteren kann die Note durch ein überdurchschnittliches TMS-Ergebnis wie folgt verbessert werden:

1. 0,5 wenn du zu den besten 10 Prozent gehörst,
2. 0,4 wenn du zu den besten 20 Prozent gehörst,
3. 0,3 wenn du zu den besten 30 Prozent gehörst,
4. 0,2 wenn du zu den besten 40 Prozent gehörst,

Es werden ca. 224 Bewerber vorausgewählt und eingeladen zum weiteren Auswahlverfahren.

Im zweiten Schritt des Auswahlverfahrens wird ein strukturiertes Interview und Multiple-Mini-Interviews (MMI) durchgeführt. Das strukturierte Interview dauert mind. 10 Minuten und die vier MMI-Stationen dauern jeweils 5 Minuten. (Zu MMI und Auswahlgesprächen siehe auch Kapitel 4.6.3.3).

Für die Endauswahl wird wieder ein Punktesystem bemüht, dass die transformierte Abiturnote mit den Punktwerten der einzelnen Stationen aufsummiert. Daraus wird eine Rangliste erstellt.

Greifswald

Tabelle 16: AdH Greifswald

Zuge-lassene Ortsprä-ferenzen	Auswahl-kriterien	Auswahlgrenze im Nachrückverfahren		Studien-plätze	
		Winter-semester 15/16	Sommer-semester 16	AdH	Ge-samt
Nur 1	Durchschnitts-note Einzelnote Berufsausbildung Auswahlgespräch	Ab 137 Punkten Einladung zum Ge-spräch/Ab 168,5 Punkten direkte Zu-lassung	×	132	187

Das Auswahlverfahren

Um am Auswahlverfahren an der Uni Greifswald teilzunehmen, musst du Greifswald als erste Ortspräferenz angeben und eine Abiturdurchschnitt von 2,5 oder besser haben. Das eigentliche Auswahlverfahren erfolgt dann in zwei Schritten.

1. Schritt: Rangfolge auf Basis von Kriterien. Als Kriterien für die Erstellung einer bewerteten Punkteskala werden die Abiturnote, Einzelfächer in der Schule und berufspraktische Erfahrungen herangezogen. Deine Abiturnote wird anhand der folgenden Skala mit einer bestimmten Punktzahl bewertet:

1,0 = 136 Punkte   1,8 = 76 Punkte
1,1 = 124 Punkte   1,9 = 73 Punkte

1,2 = 112 Punkte	2,0 = 70 Punkte
1,3 = 100 Punkte	2,1 = 67 Punkte
1,4 = 88 Punkte	2,2 = 64 Punkte
1,5 = 85 Punkte	2,3 = 61 Punkte
1,6 = 82 Punkte	2,4 = 58 Punkte
1,7 = 79 Punkte	2,5 = 55 Punkte

Zusätzlich erfolgt eine Bewertung der Einzelfächer Mathe, Physik, Biologie und Chemie. Wenn du diese Fächer in den letzten 4 Schulhalbjahren als mindestens vierstündiges Fach belegt hattest, werden zur umgerechneten Abiturnote pro Fach 10 Punkte dazu addiert. Hattest du zwei oder mehr dieser Fächer vierstündig belegt, bekommst du noch einmal zusätzlich 7,5 Bonuspunkte. Hattest du diese Fächer mit weniger als vier Wochenstunden belegt, bekommst du pro Fach 5 Punkte addiert.

Wenn du medizinisch relevante berufspraktische Erfahrungen hast (wie beispielsweise eine medizinische Berufsausbildung, Krankenpflegepraktikum etc., vgl. Kapitel 4.6.3.5) die mindestens 3 Monate und maximal 6 Monate gedauert haben, bekommst du 9 Bonuspunkte. Für medizinisch relevante berufspraktische Erfahrung von 6 bis 9 Monaten bekommst du 18 Bonuspunkte und für alle berufspraktischen Erfahrungen über 9 Monaten bekommst du 35 Bonuspunkte. Liegt ein naturwissenschaftliches, informatisches, mathematisches oder ingenieurwissenschaftliches Studium mit mindestens 60 ECTS-Punkten vor, wird auch dieses mit 35 Bonuspunkten bewertet.

Auf Basis der so ermittelten Gesamtpunktzahl wird eine Rangfolge gebildet, mit Hilfe derer 20 % der verfügbaren Studienplätze vergeben werden.

Beispiel: Du hast eine 1,6 im Abitur, hattest die Leistungskurse Mathe und Biologie und Chemie als Grundkurs. Zusätzlich hast du nach dem Abi ein über 3-monatiges Krankenpflegepraktikum absolviert.

82 (Abi) + 10 (Mathe) + 5 (Bio) + 5 (Chemie) + 9 (Praktikum) = 111 Punkte

→ In diesem Fall hättest du im Wintersemester 15/16 leider keinen Studienplatz erhalten und wärst auch nicht zum Auswahlgespräch eingeladen worden.

2. Schritt: Auswahlgespräch. Zum Auswahlgespräch für die restlichen 80 % der Studienplätze im AdH, wird die dreifache Anzahl an Bewerbern eingeladen. Zum Gespräch musst du den vollständig ausgefüllten biografischen Bewerbungsbogen, einen handgeschriebenen Lebenslauf und ein Motivationsschreiben mitbringen. Die Gespräche dauern mindestens 20 Minuten und werden von 2 Lehrkörpern der Uni durchgeführt. Das Gespräch fokussiert vor allem deine Studieneignung, deine Motivation und deine allgemeinen Zielvorstellungen im Studium. Dein Gespräch wird auf einer Skala von 0 bis 90 bewertet und dient als Grundlage für die Bildung einer erneuten Rangfolge, mithilfe derer die restlichen Studienplätze vergeben werden.

Halle-Wittenberg

Tabelle 17: AdH Halle-Wittenberg

Zugelassene Ortspräferenzen	Auswahlkriterien	Auswahlgrenze im Nachrückverfahren		Studienplätze	
		Wintersemester 15/16	Sommersemester 16	AdH	Gesamt
1–3	Durchschnittsnote TMS Berufsausbildung	1,4	×	228	240

Das Auswahlverfahren

Es werden nur die Bewerbungen berücksichtigt, die Halle als erste, zweite oder dritte Ortspräferenz angegeben haben.

Als Kriterien für die Erstellung einer Rangfolge zieht die Uni Halle sowohl die Abiturnote als auch den TMS heran, wenn dieser vorliegt.

Dann kann der TMS eingebracht werden, sofern dies zu einer Verbesserung des Notendurchschnittes führt. Dabei geht die Abiturnote mit 51 % und das TMS-Ergebnis mit 49 % in die Bewertung ein. Für eine abgeschlossene Berufsausbildung im medizinisch relevanten Bereich gibt es einen Notenbonus von 0,1.

Hamburg

Tabelle 18: AdH Hamburg

Zugelassene Ortspräferenzen	Auswahlkriterien	Auswahlgrenze im Nachrückverfahren		Studienplätze	
		Wintersemester 15/16	Sommersemester 16	AdH	Gesamt
Nur 1	Durchschnittsnote HAM-Nat Auswahlgespräch (HAM-Int)	Vorauswahl bis 1,8 Auswahlgrenzen: 50 % mit HAM-Nat: 86,14 Punkte 50 % mit HAM-Int: 120,89 Punkte	×	212	369

Das Auswahlverfahren

Es werden nur Bewerber berücksichtigt, die Hamburg als erste Ortspräferenz gesetzt haben. Zum Wintersemester 2015/2016 wurden rund 1 300 Bewerber nach einer Rangliste, basierend auf der Abiturdurchschnittsnote, zum Test (HAM-Nat) eingeladen. Der Test besteht aus Multiple choice-Fragen und befasst sich mit Themen aus den Bereichen Mathematik, Physik, Chemie und Biologie auf Oberstufenniveau.

Der Test wird mit bis zu 59 Punkten bewertet. Der Testwert und deine Abiturdurchschnittsnote bilden die Basis einer neuen Rangliste. Dafür wird deine Abiturdurchschnittsnote anhand einer linearen Skala mit 60 Punkten (Note 1,0) bis 0 Punkte (Note 4,0) umgerechnet. Dieser Punktwert wird mit deinem HAM-Nat-Ergebnis addiert.

Schritt 1: Zum Wintersemester 2015/2016 wurden etwa die Hälfte der Studienplätze an die Besten der Rangliste aus transformierter Abiturnote und HAM-Nat vergeben.

Schritt 2: Die restlichen Plätze werden durch die Abiturdurchschnittsnote, den HAM-Nat-Ergebnissen und durch die Multiple-Mini-Interviews (HAM-Int) vergeben. Dafür werden circa doppelt so viele Bewerber wie Plätze vorhanden sind anhand der Rangliste aus Abiturnote und HAM-Nat-Ergebnis ausgewählt und zum MMI eingeladen. Die MMIs (HAM-Int) setzen sich aus 8 Kurzgesprächen à 5 Minuten zusammen, die die Eignung und Motivation des Bewerbers feststellen sollen. Auch hier können bis zu 59 Punkte erreicht werden. Dann wird eine neue Rangliste aus transformierter Abiturnote, HAM-Nat und HAM-Int gebildet anhand derer die restlichen Plätze vergeben werden (zu MMI und Auswahlgesprächen siehe auch Kapitel 4.6.3.3).

Hannover

Tabelle 19: AdH Hannover

Zugelassene Ortspräferenzen	Auswahlkriterien	Auswahlgrenze im Nachrückverfahren		Studienplätze	
		Wintersemester 15/16	Sommersemester 16	AdH	Gesamt
Nur 1	Durchschnittsnote Auswahlgespräch	Bis 1,5 Einladung zum Gespräch	×	159	270

Das Auswahlverfahren

Es werden nur Bewerber berücksichtigt, die Hannover als erste Ortspräferenz angegeben haben. Es werden nach Abiturnote dreimal so viele Bewerber wie Studienplätze zu vergeben sind zu einem Auswahlgespräch eingeladen. Wenn du eingeladen wirst, musst du einen biografischen Fragebogen ausfüllen. Das Gespräch dauert mindestens 20 Minuten. Thematisiert werden insbesondere deine Berufsentscheidung, deine Studienmotivation (Vorstellungen zu Beruf und Studium), deine schulischen und außerschulischen Interessen und Tätigkeiten, deine beruflichen und sonstigen Tätigkeiten und dein soziales Engagement. Das Gespräch wird von zwei Professoren der Fakultät (bzw. einem Professor und einem wissenschaftlichen Mitarbeiter) geführt. Während des Gesprächs wird vor allem auf deine Flexibilität beim Eingehen auf verschiedene Gesprächsgegenstände und deine Fähigkeit, dich auf den Gesprächspartner einzustellen, geachtet. Es gibt insgesamt drei Bewertungsfelder:
1. Persönliche Voraussetzungen.
2. Fachliche Aspekte.
3. Außerschulische Interessen.

Die einzelnen Bewertungsbereiche werden auf einer Skala von 0 bis 15 äquivalent zum schulischen Bewertungssystem bewertet. Abschließend wird aus allen Einzelpunktzahlen ein Mittelwert gebildet. Im Anschluss wird eine Rangliste erstellt, die auf Punktebewertungen für die Abiturdurchschnittsnote und der Bewertung eines Auswahlgesprächs basiert. Die Abiturnote wird von 15 Punkten absteigend in 0,5er Schritten bewertet, eine Abiturnote von 1,0 ergibt dementsprechend 15 Punkte, ein Schnitt von 1,1 ergibt 14,5 Punkte, ein Durchschnitt von 1,2 wird mit 14 Punkten bewertet und so weiter. Die so entstandenen Punktwerte in Abiturnote und Gespräch werden anschließend gewichtet (Abiturpunkte × 0,51 und Gesprächspunkte × 0,49) und zu einer Gesamtsumme addiert. Anhand der so entstehenden Rangliste werden die zur Verfügung stehenden Studienplätze vergeben (zu MMI und Auswahlgesprächen siehe auch Kapitel 4.6.3.3).

Heidelberg

Tabelle 20: AdH Heidelberg

Zuge-lassene Ortsprä-ferenzen	Auswahl-kriterien	Auswahlgrenze im Nachrückverfahren		Studien-plätze	
		Winter-semester 15/16	Sommer-semester 16	AdH	Ge-samt
Nur 1	Durchschnittsnote TMS Freiwilligendienst Berufsausbildung Naturwissen-schaftliche Wett-bewerbe	Ab 57,99 Punkte	×	214	324

Das Auswahlverfahren

Um am Auswahlverfahren in Heidelberg teilzunehmen, muss deine Abiturnote besser als 2,3 sein und du musst Heidelberg als erste Ortspräferenz angegeben haben.

In Heidelberg erfolgt deine Zulassung, wenn du in der Rangliste weit genug oben stehst. Die Kriterien für diese Rangliste sind:
- deine Abiturnote beziehungsweise deine Gesamtpunktzahl im Abi,
- das TMS-Ergebnis (vgl. Kapitel 4.6.3.1), wenn du den TMS mit mehr als 100 Punkten gemacht hast, und möglicherweise
- Bonuspunkte:
  - 3 Punkte für eine anerkannte, abgeschlossene, medizinische Ausbildung.
  - 1 Punkt für eine anerkannte, nicht abgeschlossene medizinische Ausbildung.
  - 1 Punkt für eine Berufstätigkeit von mehr als ein Jahr in einem anerkannten medizinischen Ausbildungsberuf.

- 1 Punkt pro abgeleistetem Halbjahr in einem anerkannten Freiwilligendienst bis maximal 3 Punkte.
- Bis zu 9 Punkte für einen Preis bei einem bundesweiten Bildungswettbewerb in den naturwissenschaftlichen Bereichen (z. B. Jugend forscht).
- 9 Punkte als aktives Mitglied einer Nationalmannschaft einer olympischen Disziplin.

Bei der Berechnung deines Rangplatzes geht deine Abiturpunktzahl zu 46 Prozent mit ein. Wenn du ein TMS-Ergebnis hast, wird dies zu 44 Prozent berücksichtigt. Außerdem kannst du insgesamt 10 Bonuspunkte bekommen, wenn du eine medizinnahe Ausbildung oder andere besondere Tätigkeiten nachweisen kannst. Die Berechnung deines Rangwertes ergibt sich also wie folgt:

Rangwert = Abi 46 % + TMS 44 % + max. 10 Bonuspunkte

$$Rangwert = \frac{Abiturpunktzahl}{Max\ Pkt\ Abi\ (900\ oder\ 840)} \times 46$$

$$+ \frac{TMS\ Standardwert - 100}{130 - 100} \times 44 + Bonuspunkte$$

Ein TMS-Ergebnis mit weniger als 100 Punkten oder das Nichtvorliegen des TMS führt nicht zu einer Verschlechterung, sondern fließt mit 0 Punkten in die Berechnung ein.

Beispiel: Nehmen wir einmal an, du hast dein Abi in Baden-Württemberg gemacht. Auf deinem Abitur steht die Gesamtnote 1,3 mit der Gesamtpunktzahl 780. In Baden-Württemberg hat das Abitur insgesamt 900 Punkte. Du hast am TMS teilgenommen und hast einen Standardwert von 112 erreicht. Außerdem hast du ein zwölfmonatiges freiwilliges soziales Jahr (FSJ) abgeleistet. Jetzt berechnet sich dein Rangwert wie folgt:

$$Rangwert = \frac{780}{900} \times 46 + \frac{112-100}{130-100} \times 44 + 2$$

→ Glückwunsch, das sind 59,46 Punkte und damit hättest du im Wintersemester 2015/2016 einen Studienplatz erhalten.

Wichtig:

Auch in Heidelberg erfolgt deine Bewerbung über hochschulstart.de. Allerdings ist es hier ganz wichtig, dass du deine Bewerbungsunterlagen separat bis zum 15. Juli des Jahres zur Uni direkt hinschickst.

Die folgenden Unterlagen musst du also mit der Post direkt an die Uni senden:
- Als Deckblatt der Ausdruck des an die Universität Heidelberg elektronisch übermittelten Online-Bewerbungsformulars,
- Zeugnis der Hochschulzugangsberechtigung,
- Zulassungsantrag bei der Stiftung für Hochschulzulassung,

und zusätzlich, wenn vorhanden
- eine Kopie des Ergebnisses des „Test für Medizinische Studiengänge" (TMS),
- Kopie(n) des Zeugnisses einer abgeschlossenen einschlägigen medizinnahen bzw. zahnmedizinnahen Berufsausbildung
- bzw. des Nachweises über eine einschlägige medizinnahe bzw. zahnmedizinnahe Berufstätigkeit,
- Kopien der Nachweise über besondere Vorbildungen, praktische Tätigkeiten oder außerschulische Leistungen und Qualifikationen, die über die Eignung für den Studiengang Medizin oder Zahnmedizin besonderen Aufschluss geben.

Hier ist noch die Adresse für deine Bewerbungsunterlagen:

Medizinische Fakultät Heidelberg der Universität Heidelberg
BEWERBUNG MEDIZIN HEIDELBERG
Im Neuenheimer Feld 155
69120 Heidelberg

Heidelberg/Mannheim

Tabelle 21: AdH Heidelberg/Mannheim

Zuge-lassene Ortsprä-ferenzen	Auswahl-kriterien	Auswahlgrenze im Nachrückverfahren		Studien-plätze	
		Winter-semester 15/16	Sommer-semester 16	AdH	Ge-samt
1–2	Durchschnittsnote TMS Freiwilligendienst Berufsausbildung Naturwissen-schaftliche Wettbewerbe	Ab 52,31 Punkte	×	149	219

Das Auswahlverfahren

Um am Auswahlverfahren in Mannheim teilzunehmen, muss deine Abiturnote besser als 2,3 sein und du musst Mannheim als erste oder zweite Ortspräferenz angegeben haben. Ansonsten ist das Verfahren deckungsgleich mit dem in Heidelberg. Bitte einfach oben unter Heidelberg nachsehen.

Hier ist noch die Adresse für deine Bewerbungsunterlagen für Heidelberg/Mannheim:

Medizinische Fakultät Mannheim der Universität Heidelberg
BEWERBUNG MEDIZIN MANNHEIM
Theodor-Kutzer-Ufer 1–3
68167 Mannheim

Jena

Tabelle 22: AdH Jena

Zuge-lassene Ortsprä-ferenzen	Auswahl-kriterien	Auswahlgrenze im Nachrückverfahren		Studien-plätze	
		Winter-semester 15/16	Sommer-semester 16	AdH	Ge-samt
1–2	Durchschnittsnote Einzelnoten Berufsausbildung	Ab 762 Punkte	×	214	260

Das Auswahlverfahren

Ins Auswahlverfahren der Universität Jena kommst du nur, wenn du Jena als erste oder zweite Ortspräferenz bei hochschulstart.de angegeben hast. Es kommen sechsmal so viele Bewerber ins Auswahlverfahren der Uni Jena, wie Studienplätze zur Verfügung stehen. Das ist aber eher unwichtig, weil ja sowieso nur das obere Sechstel der Bewerber dann einen Platz bekommt. Für die weitere Ranglistenbildung ist die Ortspräferenz dann egal. Jetzt werden folgende Aspekte verwendet:

- Deine Punktzahl im Abitur,
- Bonuspunkte, wenn du eine abgeschlossene Berufsausbildung in einem studiengangspezifischen Beruf vorweisen kannst (vgl. Kapitel 4.6.3.5) und
- weitere Punkte durch die Punktzahlen in den Schulfächern Deutsch und Mathe.

Bei der Berechnung gehst du wie folgt vor: Erst einmal prüfst du, ob deine maximale Gesamtpunktzahl beim Abitur 840 Punkte beträgt. Wenn das so ist, kannst du gleich mit deiner Ergebnispunktzahl weitermachen. Wenn nicht, musst du erst deine Punktzahl ausrechnen.

$$Punktzahl = \frac{840 \times erreichte\ Gesamtpunktzahl\ auf\ dem\ Zeugnis}{maximale\ Gesamtpunktzahl\ (z.\,B.\ 900)}$$

Zu dieser Punktzahl kannst du weitere 30 Punkte addieren, wenn du einen studiengangspezifischen Beruf erlernt hast.

Zuletzt darfst du dir noch Punkte für deine Leistungen in Mathe und Deutsch dazurechnen. Hier rechnest du die 4 Halbjahre aus der Kursstufe mit dem Ergebnis der Abiturprüfung zusammen. Wurde ein Fach von dir mit erhöhtem Anforderungsniveau belegt, dann teilst du die Summe durch 2,5 – ansonsten durch 5. Hast du ein Fach nicht belegt oder nicht als Abiprüfung gehabt, kannst du es natürlich auch nicht mit einrechnen. In diesem Fall hast du keine Zusatzpunkte. Die sich ergebende Punktzahl zählst du zu den oberen Punkten dazu. Jetzt hast du deine Gesamtpunktzahl für die Zulassungsrangliste ausgerechnet. Anhand dieses Wertes werden die Bewerber also sortiert und ausgewählt.

Beispiel: Du hast dein Abitur in Baden-Württemberg mit einer 1,5 und einer Gesamtpunktzahl von 749 Punkten gemacht. Außerdem hattest du Mathe (11/12/11/13/Abi 12) als Prüfungskurs mit erhöhtem Anforderungsniveau und Deutsch (11/10/12/11/Abi 13) als normales Prüfungsfach gehabt.

Dann berechnet sich deine Punktezahl wie folgt:

$$Punktzahl = \frac{840 \times 749}{900} + \frac{11 + 12 + 11 + 13 + 12}{2,5}$$

$$+ \frac{11 + 10 + 12 + 11 + 13}{5} + 0$$

(In BW gibt es 900 Punkte im Abi – deswegen muss umgerechnet werden)

→ Das sind 734,07 Punkte und damit hättest du im Wintersemester 2015/2016 keinen Studienplatz erhalten.

Kiel

Tabelle 23: AdH Kiel

Zuge-lassene Ortsprä-ferenzen	Auswahl-kriterien	Auswahlgrenze im Nachrückverfahren		Studien-plätze	
		Winter-semester 15/16	Sommer-semester 16	AdH	Ge-samt
1–6	Durchschnittsnote TMS Berufsausbildung	1,2	×	181	206

Das Auswahlverfahren

Die Universität erstellt auf Basis der Abiturdurchschnittsnoten der Bewerber eine Rangliste. Die Note kann zum einen durch eine anerkannte medizinische Berufsausbildung um 0,3 verbessert werden.

Des Weiteren kann die Note durch ein überdurchschnittliches TMS-Ergebnis wie folgt verbessert werden:
1. 0,5 wenn du zu den besten 10 Prozent gehörst,
2. 0,4 wenn du zu den besten 20 Prozent gehörst,
3. 0,3 wenn du zu den besten 30 Prozent gehörst,
4. 0,2 wenn du zu den besten 40 Prozent gehörst.

Köln

Tabelle 24: AdH Köln

Zuge-lassene Ortsprä-ferenzen	Auswahl-kriterien	Auswahlgrenze im Nachrückverfahren		Studien-plätze	
		Winter-semester 15/16	Sommer-semester 16	AdH	Ge-samt
1–6	Durchschnittsnote TMS	1,1	1,3	136	189

Das Auswahlverfahren

Die Universität Köln nutzt für ihr Auswahlverfahren die Abiturdurchschnittsnote und den Medizinertest (TMS). Die Teilnahme an diesem Test ist freiwillig. Durch die Testteilnahme kannst du deine Zulassungschancen verbessern, aber nicht verschlechtern.

Dabei geht die Abiturnote mit 51 % und das TMS-Ergebnis mit 49 % in die Bewertung ein. Mittels der neu entstandenen Rangliste wird die Auswahl durchgeführt.

Leipzig

Tabelle 25: AdH Leipzig

Zugelassene Ortspräferenzen	Auswahlkriterien	Auswahlgrenze im Nachrückverfahren		Studienplätze	
		Wintersemester 15/16	Sommersemester 16	AdH	Gesamt
Nur 1	Durchschnittsnote TMS Berufsausbildung	1,2 bzw. 1,6 (mit Ausbildung)	×	219	320

Das Auswahlverfahren

Um am Auswahlverfahren in Leipzig teilzunehmen, musst du Leipzig als erste Ortspräferenz angegeben haben. Für die Auswahl werden zwei Ranglisten gebildet:

1. 90 % der Studienplätze werden nach einer Rangliste, die aus der Abiturdurchschnittsnote und dem TMS gebildet wird, vergeben. In die Rangliste geht die Abiturnote mit 60 % Gewichtung und das TMS-Notenäquivalent mit 40 % in die neue, verbesserte Note ein. Verschlechtert sich deine Note gegenüber der Abiturdurchschnittsnote oder kannst du keinen TMS nachweisen, dann wird deine reguläre Abiturdurchschnittsnote verwendet (vgl. Kapitel 4.6.3.1).

2. 10% der Studienplätze werden nach einer Rangliste an Bewerber mit abgeschlossener medizinisch relevanter Berufsausbildung vergeben (vgl. Kapitel 4.6.3.5). Die Rangliste wird dann rein über die Abiturdurchschnittsnote gebildet. Wenn du keine abgeschlossene Berufsausbildung im medizinisch relevanten Bereich hast, kannst du nicht an der Auswahl über diese Rangliste teilnehmen.

Lübeck

Tabelle 26: AdH Lübeck

Zuge-lassene Ortsprä-ferenzen	Auswahl-kriterien	Auswahlgrenze im Nachrückverfahren		Studien-plätze	
		Winter-semester 15/16	Sommer-semester 16	AdH	Ge-samt
Nur 1	Durchschnittsnote TMS Berufsausbildung Auswahlgespräch	Bis 1,0 Einladung zum Ge-spräch	×	115	186

Das Auswahlverfahren

Um in Lübeck in das hochschuleigene Auswahlverfahren zu kommen, musst du bei deiner Bewerbung über hochschulstart.de Lübeck auf die erste Ortspräferenz setzen.

In Lübeck musst du zwei Hürden nehmen, um deinen Studienplatz zu ergattern. Hier werden die Studienplätze zwar ausschließlich über Auswahlgespräche vergeben, aber die Teilnehmer für das Auswahlgespräch werden zunächst über eine Rangliste festgestellt. Insgesamt werden doppelt so viele Bewerber zu den Gesprächen eingeladen, wie Studienplätze zur Verfügung stehen. Die Rangliste wird nach folgenden Kriterien aufgestellt:

- Deine Abiturnote,
- die sich durch eine abgeschlossene Berufsausbildung in einem medizinischen Ausbildungsberuf um 0,4 Punkte verbessern kann (vgl. Kapitel 4.6.3.5).

- Zusätzlich erhältst du für ein TMS-Ergebnis mit dem Prozentrangwert 50 oder besser einen Notenbonus von 0,4 Punkten (vgl. Kapitel 4.6.3.1).

Stehst du in der Rangliste weit genug oben, wirst du zum Auswahlgespräch der Uni Lübeck eingeladen.

Das Auswahlgespräch führen mindestens zwei Professoren. Du musst
deinen Lebenslauf und dein Abiturzeugnis mitbringen. Überprüft werden deine Motivation und deine Identifikation mit dem Arztberuf. In
dem 30-minütigen Gespräch wirst du anhand eines Gesprächsleitfa-
dens mit bis zu 25 Punkten bewertet. Zusätzlich wird deine Abiturnote in einen Punktwert umgerechnet. Bei einer 1,0 bekommst du 31
Punkte und dann wird für jede Zehntelnote ein Punkt abgezogen. Du
bekommst also für eine Abiturnote von 1,6 noch 25 Punkte. Zum Abschluss wird deine Punktzahl aus dem Auswahlgespräch mit deinem
Punktwert für deine Abiturnote addiert und es ergibt sich die Gesamtpunktzahl, welche für deine Zulassung relevant ist. Gehörst du mit
deinen Punkten zu den 50 Prozent der besten Bewerber bekommst
du deinen Studienplatz (zu Auswahlgesprächen siehe auch Kapitel
4.6.3.3).

Magdeburg

Tabelle 27: AdH Magdeburg

Zuge-lassene Ortsprä-ferenzen	Auswahl-kriterien	Auswahlgrenze im Nachrückverfahren		Studien-plätze	
		Winter-semester 15/16	Sommer-semester 16	AdH	Ge-samt
Nur 1	Durchschnittsnote HAM-Nat	Voraus-wahl bis 1,9/81 Punkte	×	152	191

Das Auswahlverfahren

In Magdeburg kommst du in das Auswahlverfahren der Hochschule nur dann, wenn du bei hochschulstart.de Magdeburg auf die erste Ortspräferenz setzt.

Insgesamt 700 Kandidaten werden anhand ihrer Abiturnote sortiert und kommen ins Auswahlverfahren. Gehörst du hier zu den 25 Besten, bekommst du deinen Platz sofort über die sogenannte Exzellenzquote. Bist du auf dem Rangplatz 26 oder niedriger, hast du Pech gehabt und musst am HAM-Nat an der Uni Magdeburg teilnehmen. Es gibt einen Termin im Jahr, meistens im August. Deine Punktzahl im HAM-Nat wird maßgeblich bei der Vergabe mitberücksichtigt. Der HAM-Nat kann mit maximal 59 Punkten bestanden werden. Für die Rangliste zur Vergabe der Studienplätze wird deiner Abiturnote ein Punktwert zugeordnet, der mit den Punkten aus dem HAM-Nat addiert wird (vgl. Tabelle 28). Die Zuordnung der Punkte zu deiner Abiturnote funktioniert so: Einer 1,0 werden 60 Punkte zugeordnet. Jetzt werden für jedes Notenzehntel 2 Punkte abgezogen, sodass bei einer 4,0 glatte 0 Punkte übrigbleiben. Mit einer Abiturnote von 2,0 hättest du also ganze 40 Punkte. Nochmal im Klartext: Für das Ranglistenverfahren wird ab Platz 26 dein Punktwert für die Abiturnote und dein Punktwert aus dem HAM-Nat addiert.

Tabelle 28: Umrechnungstabelle der Abiturnote in Punktwerte

Abiturnote	Punktwert
1,0	60
1,1	58
1,2	56
1,3	54
1,4	52
1,5	50
1,6	48
1,7	46
1,8	44
1,9	42

Mainz

Tabelle 29: AdH Mainz

Zuge-lassene Ortsprä-ferenzen	Auswahl-kriterien	Auswahlgrenze im Nachrückverfahren		Studien-plätze	
		Winter-semester 15/16	Sommer-semester 16	AdH	Ge-samt
1–3	Durchschnittsnote TMS Berufsausbildung	1,2	1,3	139	196

Das Auswahlverfahren

Willst du in Mainz am Auswahlverfahren der Hochschule teilnehmen, musst du Mainz auf die erste bis dritte Ortspräferenz setzen. Hast du das richtig gemacht, nimmst du am Ranglistenverfahren teil. Hier werden folgende Kriterien herangezogen:

- Deine Abiturnote und
- falls du einen TMS gemacht hast, kommt das Ergebnis ebenfalls in die Wertung (vgl. Kapitel 4.6.3.1).
- Außerdem bekommst du einen Bonus von 0,4 Punkten für eine abgeschlossene medizinische Berufsausbildung (vgl. Kapitel 4.6.3.5).

Die Bildung der Rangliste läuft dann wie folgt ab: Alle Bewerber werden anhand ihrer Abiturnoten sortiert. Hast du den TMS absolviert, wird mit dem Ergebnis des TMS (49 %) und der Abiturnote (51 %) eine neue Note gebildet. Falls deine TMS-Note zu einer Verschlechterung der Auswahlnote führt, wird diese nicht berücksichtigt. Zum Schluss kann sich deine Auswahlnote noch um 0,4 verbessern bei abgeschlossener Berufsausbildung:

$$Auswahlnote = Abinote \times 0{,}51 + Note\ TMS \times 0{,}49 - Notenbonus\ für\ Ausbildung$$

Beispiel: Du hast eine 1,9 im Abi, den TMS mit einer 2,0 etwas in den Sand gesetzt, dafür aber eine abgeschlossene Berufsausbildung als Entbindungspfleger. Dann ergibt sich folgende Rechnung bei dir:

$$Auswahlnote = 1,9 + 0 - 0,4$$

→ Leider hättest du zum Wintersemester 2015/2016 keinen Studienplatz erhalten.

Wäre dein TMS mit 1,1 ausgefallen, würde die Rechnung folgendermaßen lauten:

$$Auswahlnote = 1,9 \times 0,51 + 1,1 \times 0,49 - 0,4$$

→ Glückwunsch, du hättest im Wintersemester 2015/2016 einen Studienplatz erhalten.

Marburg

Tabelle 30: AdH Marburg

Zuge-lassene Ortsprä-ferenzen	Auswahl-kriterien	Auswahlgrenze im Nachrückverfahren		Studien-plätze	
		Winter-semester 15/16	Sommer-semester 16	AdH	Ge-samt
1–6	Durchschnittsnote TMS Berufsausbildung	1,1	×	212	255

Das Auswahlverfahren

Auswahlkriterium ist hier die Abiturnote, auf Basis derer eine Rangfolge erstellt wird, die über die Vergabe der verfügbaren Studienplätze entscheidet. Deine Abiturnote für das Auswahlverfahren kannst du aber auf eine der folgenden Weisen verbessern:

Wenn du zu den besten 10 % der Teilnehmer im TMS gehörst, verbessert sich deine Abiturnote um 8 Zehntel. Liegt dein Ergebnis zwischen 11 % und 20 % verbesserst du deine Abiturnote um 6 Zehntel. Liegt dein Ergebnis zwischen 21 % und 30 % verbessert sich deine Abiturnote um 4 Zehntel. Liegt dein Ergebnis zwischen 31 % und 40 % verbessert sich deine Abiturnote um 2 Zehntel (vgl. Kapitel 4.6.3.1).

Eine einschlägige Berufsausbildung führt zu einer weiteren Verbesserung der Abiturnote um 0,3 Notenpunkte (vgl. Kapitel 4.6.3.5).

München

Tabelle 31: AdH München

Zuge-lassene Ortsprä-ferenzen	Auswahl-kriterien	Auswahlgrenze im Nachrückverfahren		Studien-plätze	
		Winter-semester 15/16	Sommer-semester 16	AdH	Ge-samt
1–6	Durchschnittsnote TMS Berufsausbildung	1,1	×	648	880

Das Auswahlverfahren

Auswahlkriterium ist hier die Abiturnote, auf Basis derer eine Rangfolge erstellt wird, die über die Vergabe der verfügbaren Studienplätze entscheidet. Deine Abiturnote für das Auswahlverfahren kannst du durch den TMS oder eine Berufsausbildung verbessern:

Wenn du zu den Besten 10 % der TMS-Teilnehmer gehörst, verbessert sich deine Abiturnote um 8 Zehntel. Liegt dein Ergebnis zwischen 11 % und 20 %, verbesserst du deine Abiturnote um 6 Zehntel. Liegt dein Ergebnis zwischen 21 % und 30 %, verbessert sich deine Abiturnote um 4 Zehntel. Liegt dein Ergebnis zwischen 31 % und 40 %, verbessert sich deine Abiturnote um 2 Zehntel (vgl. Kapitel 4.6.3.1).

Eine einschlägige Berufsausbildung führt zu einer Verbesserung der Abiturnote um 0,3 Notenpunkte (vgl. Kapitel 4.6.3.5).

Du kannst nur eine Verbesserung durch den TMS oder die Berufsausbildung erhalten. Beides zusammen geht nicht.

Münster

Tabelle 32: AdH Münster

Zuge-lassene Ortsprä-ferenzen	Auswahl-kriterien	Auswahlgrenze im Nachrückverfahren		Studien-plätze	
		Winter-semester 15/16	Sommer-semester 16	AdH	Ge-samt
Nur 1	Durchschnittsnote Auswahlgespräch und fachspezifi-scher Studier-fähigkeitstest	Voraus-wahl bis 1,2	Voraus-wahl bis 1,4	97	142

Das Auswahlverfahren

Für deine Bewerbung in Münster ist es wichtig, die erste Ortspräferenz bei hochschulstart.de zu wählen. Wenn du dann noch zu den 160 besten Bewerbern zählst nimmst du am Ranglistenverfahren der Hochschule mit folgenden Kriterien teil:
* Deine Gesamtpunktzahl im Abitur und
* die Punktzahl des fachspezifischen Studierfähigkeitstest.

Dabei wird deine Gesamtpunktzahl im Abitur auf eine maximale Gesamtpunktzahl von 840 bezogen. Abiturzeugnisse mit einer maximalen Gesamtpunktzahl von 900 Punkten müssen noch umgerechnet werden mit der Formel:

$$Punktzahl = \frac{840 \times ausgewiesene\ Punktzahl\ im\ Abitur}{900}.$$

Der fachspezifische Studierfähigkeitstest enthält drei Testabschnitte die bewertet werden: das Bewerbungsschreiben an die Uni Münster, einen naturwissenschaftlich-medizinischen Verständnistest und einen Multiple Mini-Interaktions-Test.

Das Bewerbungsschreiben ist im Grunde ein Motivationsschreiben, welches von der Auswahlkommission mit einem Punktwert bis 40 bewertet wird. Der naturwissenschaftlich-medizinische Verständnistest besteht aus einer Einarbeitungsphase mit anschließendem Test, in dem 60 Multiple Choice-Aufgaben aus den Bereichen Biologie, Chemie, Physik, Mathematik sowie Englisch gestellt werden. Die Zeit hierfür beträgt 1 ½ Stunden. Die maximale Punktzahl ist 60. Der Multiple Mini-Interaktions-Test wird in Form eines strukturierten Interviews unter Einbindung einer Spielszene mit einem Schauspieler, einer Aufgabenstellung oder einer Computersimulation durchgeführt. Hierbei werden verschiedene Szenarien durchgespielt, die von der Auswahlkommission bewertet werden. Die maximale Punktzahl ist 160.

Für die Rangfolge wird nun die Gesamtpunkzahl aus deinem Abitur mit der Gesamtpunktzahl aus dem Studierfähigkeitstest addiert.

Die Berechnung ergibt sich also aus:

$$Punktzahl = \frac{840 \times ausgewiesene\ Punktzahl\ im\ Abitur}{max.\ Gesamtpunktzahl\ Abitur}$$

$$+ Punktzahl\ Studierfähigkeit$$

Oldenburg

Tabelle 33: AdH Oldenburg

Zuge-lassene Ortsprä-ferenzen	Auswahl-kriterien	Auswahlgrenze im Nachrückverfahren		Studien-plätze	
		Winter-semester 15/16	Sommer-semester 16	AdH	Ge-samt
Nur 1	Durchschnittsnote TMS Berufsausbildung Auswahlgespräch	Einladung zum Auswahl-gespräch bis 1,3	×	25	40

Das Auswahlverfahren

Um am Auswahlverfahren in Oldenburg teilzunehmen, musst du Oldenburg bei hochschulstart.de als erste Ortspräferenz angeben. Unter den Bewerbern wird eine Rangliste nach Abiturdurchschnittsnote gebildet. Es gibt zwei Möglichkeiten die Abiturdurchschnittsnote zu verbessern:

1. Liegt ein TMS vor, kannst du diesen einbringen, sofern er deine Gesamtnote verbessert. Die neue Gesamtnote wird gebildet aus deiner Abiturnote mit 51 % und dem Notenäquivalent des TMS mit 49 % (vgl. Kapitel 4.6.3.1).

2. Mit einer abgeschlossenen Berufsausbildung im medizinisch relevanten Bereich kannst du einen Notenbonus von 0,5 erhalten (vgl. Kapitel 4.6.3.5).

Aus der so entstehenden Rangliste werden rund dreimal so viele Bewerber ausgewählt, wie Studienplätze zur Verfügung stehen und zu einem Auswahlverfahren eingeladen. Das Auswahlverfahren setzt sich aus mehreren Beobachtungsstationen und einem Auswahlgespräch zusammen, in denen deine Eignung und Motivation bewertet wird. Dabei wird deine Leistung mit einer Punktezahl zwischen 0 und 15 äquivalent dem Schulnotensystem bewertet.

Im Anschluss wird eine Rangliste erstellt, die auf Punktebewertungen für die Abiturdurchschnittsnote und der Bewertung des Auswahlverfahrens basiert. Die Abiturnote wird von 15 Punkten absteigend in 0,5er Schritten bewertet, eine Abiturnote von 1,0 ergibt dementsprechend 15 Punkte, ein Schnitt von 1,1 ergibt 14,5 Punkte, ein Durchschnitt von 1,2 wird mit 14 Punkten bewertet und so weiter. Die so entstandenen Punktzahlen in Abiturnote und Auswahlverfahren werden anschließend gewichtet: Die Abiturnote fließt mit 51 % in die Wertung ein, die besondere Eignung (Auswahlgespräch) mit 32 %, die TMS-Gesamtnote mit 8,5 % und die grundsätzlich mit 15 Punkten bewertete Berufsausbildung ebenfalls mit 8,5 %.

Regensburg

Tabelle 34: AdH Regensburg

Zuge-lassene Ortsprä-ferenzen	Auswahl-kriterien	Auswahlgrenze im Nachrückverfahren		Studien-plätze	
		Winter-semester 15/16	Sommer-semester 16	AdH	Ge-samt
1–6	Durchschnittsnote TMS Freiwilligendienst Berufsausbildung Naturwissen-schaftliche Wettbewerbe	1,1	×	160	225

Das Auswahlverfahren

Die Universität erstellt auf Basis der Abiturdurchschnittsnoten der Bewerber eine Rangliste. Die Note kann durch folgende Kriterien verbessert werden:

1. Deine Note verbessert sich um 0,8, wenn du zu den besten 10 Prozent des TMS gehörst, um 0,6, wenn du einen Prozentrangwert zwischen 80 bis 89 hast, um 0,4, wenn du den Prozentrangwert 70 bis 79 hast und um 0,2, wenn du den Prozentrangwert 60 bis 69 hast.
2. Eine abgeschlossene medizinische Berufsausbildung kann deine Abiturnote um 0,1 verbessern (vgl. Kapitel 4.6.3.5).
3. Wenn du in einem oder mehreren naturwissenschaftlichen Landes- oder Bundeswettbewerben einen der ersten drei Plätze belegt hast, verbessert sich deine Abiturdurchschnittsnote um 0,1.
4. Für die Teilnahme an einem Freiwilligendienst (Bundeswehr, FSJ etc., vgl. Kapitel 4.6.3.4) verbessert sich deine Abiturnote um 0,1.
5. Bei einer oder mehreren aktuellen Mitgliedschaften in einem A-, B- oder C-Kader eines Bundesfachverbandes des Deutschen Olympischen Sportbundes verbessert sich deine Abiturnote um 0,1.

Rostock

Tabelle 35: AdH Rostock

Zuge-lassene Ortsprä-ferenzen	Auswahl-kriterien	Auswahlgrenze im Nachrückverfahren		Studien-plätze	
		Winter-semester 15/16	Sommer-semester 16	AdH	Ge-samt
1	Durchschnittsnote Einzelfächer Auswahlgespräch	Einladung zum Auswahl-gespräch bis 1,74	×	192	208

Das Auswahlverfahren

Für deine Bewerbung in Rostock ist es wichtig, dass du Rostock als erste Ortspräferenz bei hochschulstart.de angibst. Außerdem musst du einen Abiturschnitt von 2,3 oder besser vorweisen können.

In Rostock werden dann die ersten 60 Prozent der Studienplätze durch eine Rangliste nach folgenden Kriterien vergeben:
• Deine Abiturnote geht in die Berechnung mit 60 Prozent ein und
• die Einzelnoten in den Fächern Mathe, Deutsch, Biologie, Chemie und Physik gehen zu 40 Prozent ein. Bei den Einzelnoten werden die Punktzahlen der einzelnen Halbjahre aufaddiert und der Mittelwert gebildet und daraus wiederum der Gesamtmittelwert. Wichtig ist, dass auch Fächer und Halbjahre, die nicht belegt wurden, mit 0 Punkten in die Berechnung eingehen. Dieser Gesamtwert wird dann folgendermaßen umgerechnet:

$$0 \to 6 \qquad \leq 0{,}8 \to 3{,}0$$
$$\leq 0{,}1 \to 5{,}3 \qquad \leq 0{,}9 \to 2{,}7$$
$$\leq 0{,}2 \to 5{,}0 \qquad \leq 0{,}10 \to 2{,}3$$
$$\leq 0{,}3 \to 4{,}7 \qquad \leq 0{,}11 \to 2{,}0$$

$\leq 0,4 \rightarrow 4,3$	$\leq 0,12 \rightarrow 1,7$
$\leq 0,5 \rightarrow 4,0$	$\leq 0,13 \rightarrow 1,3$
$\leq 0,6 \rightarrow 3,7$	$\leq 0,14 \rightarrow 1,0$
$\leq 0,7 \rightarrow 3,3$	$\leq 0,15 \rightarrow 1,0$

Beispiel: Du hast eine 1,5 im Abi und die Fächer Mathe (11/13/11/12), Biologie (12/12/13/14), Chemie (10/11/11/12) und Deutsch (13/13/12/13) durchgängig in den letzten 4 Halbjahren belegt.

1. Teil der Rechnung:

11,75 (Mathe) + 12,75 (Bio) + 11 (Chemie) + 0 (Physik) + 12,75 (Deutsch) / 5 (da 5 Fächer) = 9,65

9,65 entspricht einer 2,3 nach der obigen Tabelle

2. Teil der Rechnung:

1,5 (Abi) × 0,6 + 0,4 × 2,3 (transformierter Tabellenwert) = 1,8

→ In diesem Fall hättest du im Wintersemester 2011/2012 auch ohne Auswahlgespräch einen Studienplatz erhalten.

Für die verbleibenden 40 Prozent der zu vergebenden Studienplätze wird zusätzlich zu den oberen Kriterien ein Auswahlgespräch durchgeführt. Eingeladen werden hierzu dreimal mehr Bewerber als restliche Plätze zur Verfügung stehen. In dem mindestens 15-minütigen Gespräch beurteilen Professoren der Uni Rostock nach einem Leitfaden die Eignung des Bewerbers und vergeben Noten von 1 bis 6. Ist die Note aus dem Auswahlgespräch besser als 6, dann wird diese Note im Verhältnis von 49 Prozent zu 51 Prozent mit der Abiturnote verrechnet. Anhand dieser ermittelten Note werden dann die restlichen Studienplätze vergeben.

Saarland

Tabelle 36: AdH Saarland

Zugelassene Ortspräferenzen	Auswahlkriterien	Auswahlgrenze im Nachrückverfahren		Studienplätze	
		Wintersemester 15/16	Sommersemester 16	AdH	Gesamt
1–3	Durchschnittsnote, Berufsausbildung, Frewilligendienst	1,4	×	179	272

Das Auswahlverfahren

Für deine Bewerbung an der Universität des Saarlandes ist es wichtig, dass du diese auf einer der ersten drei Ortspräferenzen bei hochschulstart.de angibst. Die Universität erstellt auf Basis der Abiturdurchschnittsnoten der Bewerber eine Rangliste. Die Note kann durch folgende Kriterien verbessert werden:

1. Eine abgeschlossene medizinische Berufsausbildung kann deine Abiturnote einmalig um 0,2 verbessern (vgl. Kapitel 4.6.3.5).
2. Für die Teilnahme an einem mind. zwölfmonatigen Freiwilligendienst (Bundeswehr, FSJ etc., vgl. Kapitel 4.6.3.4) verbessert sich deine Abiturnote einmalig um 0,1.

Tübingen

Tabelle 37: AdH Tübingen

Zuge-lassene Ortsprä-ferenzen	Auswahl-kriterien	Auswahlgrenze im Nachrückverfahren		Studien-plätze	
		Winter-semester 15/16	Sommer-semester 16	AdH	Ge-samt
Nur 1	Durchschnittsnote TMS Berufsausbildung Naturwissen-schaftliche Wettbewerbe Freiwilligendienst	0,8	1,0	108	164

Das Auswahlverfahren

Für deine Bewerbung in Tübingen ist es wichtig, dass du Tübingen als erste Ortspräferenz bei hochschulstart.de angibst. Zum AdH zugelassen werden nur Notendurchschnitte bis 2,5. Auswahlkriterium an der Universität Tübingen ist dann die Abiturnote, auf Basis derer eine Rangfolge erstellt wird, die über die Vergabe der verfügbaren Studienplätze entscheidet. Deine Abiturnote kannst du auf mehrere Weisen verbessern:

a) Eine einschlägige medizinische Berufsausbildung kann deine Abiturnote um 1 Zehntel pro Halbjahr der Ausbildung beziehungsweise der anschließenden Berufstätigkeit verbessern, maximal jedoch um insgesamt 0,5 (vgl. Kapitel 4.6.3.5).

b) Wenn du in einem oder mehreren naturwissenschaftlichen Landes- oder Bundeswettbewerben einen der ersten drei Plätze belegt hast, verbessert sich deine Abiturdurchschnittsnote um 0,5.

c) Test für medizinische Studiengänge (TMS): Die besten 10 % erhalten einen Notenbonus von 0,6, die folgenden 20 % erhalten einen Notenbonus von 0,4 und die danach folgenden 20 % erhalten einen Notenbonus von 0,2 (vgl. Kapitel 4.6.3.1).

d) Für ein FSJ/BFD erhältst du einen Notenbonus von 0,1 für mindestens 6 Monate und von 0,2 für mindestens 11 Monate. Der Bonus kann nur einmal gewährt werden.

Maximal ist eine Verbesserung deiner Abiturnote um 1,1 möglich.

Besonderheit: Die Nachweise zu Berufsausbildungen/Berufstätigkeiten und zu Wettbewerbsteilnahmen müssen direkt an die Universität Tübingen versandt werden.

Ulm

Tabelle 38: AdH Ulm

Zugelassene Ortspräferenzen	Auswahlkriterien	Auswahlgrenze im Nachrückverfahren		Studienplätze	
		Wintersemester 15/16	Sommersemester 16	AdH	Gesamt
1–6	Durchschnittsnote TMS Freiwilligendienst Berufsausbildung Ehrenamt Naturwissenschaftliche Wettbewerbe	1,2 bzw. 1,5 mit TMS	×	244	325

Das Auswahlverfahren

Um am Auswahlverfahren in Ulm teilzunehmen, musst du mindestens eine 2,5 im Abitur nachweisen können. Für die Auswahl sind die Abiturdurchschnittsnote, der TMS und einschlägige Berufsausbildungen relevant.

Für die Auswahl werden zwei Ranglisten gebildet:
1. 50 % der Studienplätze werden nach einer Rangliste, die aus der Abiturdurchschnittsnote und dem TMS gebildet wird, vergeben. In die Rangliste geht die Abiturnote mit 51 % Gewichtung und das TMS-Notenäquivalent mit 49 % in die neue, verbesserte Note ein. An die-

sem Verfahren kannst du nur teilnehmen, wenn du einen TMS nachweisen kannst (vgl. Kapitel 4.6.3.1).

2. 50 % der Studienplätze werden nach Abiturdurchschnittsnote und Beruf vergeben (vgl. Kapitel 4.6.3.5). Für folgende Tätigkeiten gibt es einen Notenbonus:

   a) 0,3 Notenpunkte für eine einschlägige, abgeschlossene Berufsausbildung,

   b) 0,2 Notenpunkte für eine einschlägige Berufstätigkeit von mindestens 2 Jahren,

   c) Einmalige 0,1 Notenpunkte bekommst du für eine abgeschlossene medizinische Fortbildung (z. B. Rettungssanitäter, Rettungshelfer, Einsatzsanitäter.), einen mindestens sechsmonatigen Freiwilligendienst, die Platzierung bei naturwissenschaftlichen Wettbewerben auf Landes- oder Bundesebene oder für mindestens zweijährige ehrenamtliche Tätigkeiten mit medizinischem Bezug (z. B. DLRG, Feuerwehr, THW, Rotes Kreuz etc.).

Alle Bewerber, die keinen TMS nachweisen können, werden automatisch dieser Rangliste zugeordnet, egal ob sie berufspraktische Erfahrungen nachweisen können oder nicht.

Würzburg

Tabelle 39: AdH Würzburg

Zuge-lassene Ortspräferenzen	Auswahl-kriterien	Auswahlgrenze im Nachrückverfahren		Studienplätze	
		Wintersemester 15/16	Sommersemester 16	AdH	Gesamt
1–6	Durchschnittsnote TMS Berufsausbildung Freiwilligendienst Naturwissenschaftliche Wettbewerbe	1,1	1,3	107	164

Das Auswahlverfahren

Auswahlkriterium in Würzburg ist die Abiturnote, auf Basis derer eine Rangfolge erstellt wird, die über die Vergabe der verfügbaren Studienplätze entscheidet. Um am Auswahlverfahren überhaupt teilzunehmen, musst du mindestens eine Abiturdurchschnittsnote von 2,3 vorweisen.

Deine Abiturnote für das Auswahlverfahren kannst du dann auf mehrere Arten verbessern:

a) Durch die Teilnahme am TMS. Entscheidend im Ergebnis ist dein Prozentrangwert (vgl. Kapitel 4.6.3.1). Die Verbesserung auf deine Abiturdurchschnittsnote erfolgt nach folgendem Schema:
0,6 bei einem Prozentrang von 96 und höher,
0,5 bei einem Prozentrang von 92 bis ausschließlich 96,
0,4 bei einem Prozentrang von 88 bis ausschließlich 92,
0,3 bei einem Prozentrang von 84 bis ausschließlich 88,
0,2 bei einem Prozentrang von 80 bis ausschließlich 84,
0,1 bei einem Prozentrang von 76 bis ausschließlich 80 .
Bei einem schlechteren Prozentrangwert als 76 kannst du deine Abiturdurchschnittsnote nicht mehr verbessern.

b) Eine einschlägige Berufsausbildung führt zu einer Verbesserung der Abiturnote um 0,2 Notenpunkte (vgl. Kapitel 4.6.3.5).

c) Wenn du in einem oder mehreren naturwissenschaftlichen Landes- oder Bundeswettbewerben einen der ersten drei Plätze belegt hast, verbessert sich deine Abiturdurchschnittsnote um 0,2.

d) Für die Teilnahme an einem Freiwilligendienst (Bundeswehr, FSJ etc.) verbessert sich deine Abiturnote um 0,1 (vgl. Kapitel 4.6.3.4).

Bitte beachte außerdem:
- Für die *baden-württembergischen Unis* gilt, dass Bewerber, die an einer der baden-württembergischen Unis (also *Freiburg, Heidelberg, Heidelberg-Mannheim, Tübingen* und *Ulm*) einen Studienplatz erhalten haben, seit dem Wintersemester 2011/2012 zur Immatrikulation einen Nachweis über die Teilnahme an einem Orientierungsverfahren vorlegen müssen. Solche Verfahren sind z. B.
  - Test für Medizinische Studiengänge (TMS) (nur für Medizin und Zahnmedizin),

- der vom baden-württembergischen Wissenschaftsministerium angebotene Selbsttest zur Studienorientierung (http://www.was-studiere-ich.de/),
- fachspezifische Orientierungstests der Universitäten,
- Orientierungs- und Entscheidungstrainings zur Studien- und Berufswahl (z. B. BEST-Seminare in Baden-Württemberg).

• Die Orientierungstests sind – anders als der TMS – keine Leistungstests und werden in den Auswahlverfahren der Hochschulen nicht als Kriterium berücksichtigt. Es geht hier nur darum, dass sich die Studieninteressierten grundsätzlich mit dem Thema Studienwahl befasst haben. Wer keine TMS-Teilnahme nachweisen kann, macht am besten den Selbsttest zur Studienorientierung unter *www.was-studiere-ich.de*. Der Selbsttest dauert ca. 10 Minuten, am Ende kann das Teilnahmezertifikat einfach ausgedruckt werden.

4.6.1 Veränderungen in den AdHs

Zu meinem und wahrscheinlich auch zu deinem Leidwesen, gab es in den letzten Jahren immer wieder Veränderungen in einzelnen Auswahlverfahren der Hochschulen. Beruhigend ist, dass die Änderungsgeschwindigkeit und die Zahl der Hochschulen, die ihr Verfahren ändern, abgenommen haben. Trotzdem sind vor jedem Verfahren Änderungen in den Auswahlsatzungen der Hochschulen möglich, so dass dir nichts anderes übrig bleiben wird, als die Verfahren zumindest bei hochschulstart.de zu überprüfen.

4.6.2 Strategisches Setzen der Ortspräferenzen

Hast du alle Verfahren bearbeitet? O. K., dann kannst du sicherlich Tabelle 40 ausfüllen.

Tabelle 40: Mein Wert in den verschiedenen AdHs

Ort	Mein Wert	Wintersemester 2015/2016		Sommersemester 2016	
		Auswahl-grenze	Einladung zum Auswahl-verfahren	Auswahl-grenze	Einladung zum Auswahl-verfahren
TH Aachen		1,1		keine Zul. zum SS	
Charité Berlin			1,6		1,6
Uni Bochum		1,3		keine Zul. zum SS	
Uni Bonn		1,2		keine Zul. zum SS	
TU Dresden			1,8	keine Zul. zum SS	
Uni Duis-burg-Essen			1,5	keine Zul. zum SS	
Uni Düsseldorf		1,3		keine Zul. zum SS	
Uni Erlangen-Nürnberg		1,0		1,2	
Uni Frank-furt M.		1,5		keine Zul. zum SS	
Uni Freiburg		1,0		keine Zul. zum SS	
Uni Gießen		648,8/ Berufs-quote: 621		628,5/ Berufs-quote: 605,5	
Uni Göttingen		1,3		1,4	

Tabelle 40: Fortsetzung

Ort	Mein Wert	Wintersemester 2015/2016		Sommersemester 2016	
		Auswahl-grenze	Einladung zum Auswahl-verfahren	Auswahl-grenze	Einladung zum Auswahl-verfahren
Uni Greifswald		168,5	137	keine Zul. zum SS	
Uni Halle-Wittenberg		1,3		keine Zul. zum SS	
Uni Hamburg		86,14 mit HAM-Nat 120,89 mit HAM-Int	1,8	keine Zul. zum SS	
Uni Hannover			1,5	keine Zul. zum SS	
Uni Heidelberg		57,99		keine Zul. zum SS	
Uni Heidelberg/Mannheim		52,31		keine Zul. zum SS	
Uni Jena		762		keine Zul. zum SS	
Uni Kiel		1,2		keine Zul. zum SS	
Uni Köln		1,1		1,3	
Uni Leipzig		1,2 bzw. 1,6 mit Ausbildung		keine Zul. zum SS	
Uni Lübeck			1,1	keine Zul. zum SS	

Tabelle 40: Fortsetzung

Ort	Mein Wert	Wintersemester 2015/2016		Sommersemester 2016	
		Auswahl- grenze	Einladung zum Auswahl- verfahren	Auswahl- grenze	Einladung zum Auswahl- verfahren
Uni Magdeburg			1,9	keine Zul. zum SS	
Uni Mainz		1,2		1,3	
Uni Marburg		1,1		keine Zul. zum SS	
Uni München		1,1		keine Zul. zum SS	
Uni Münster			1,2		1,4
Uni Olden- burg			1,3	keine Zul. zum SS	
Uni Regens- burg		1,1		keine Zul. zum SS	
Uni Rostock			1,74	keine Zul. zum SS	
Uni Saarland		1,4		keine Zul. zum SS	
Uni Tübingen		0,8		1,0	
Uni Ulm		1,2 bzw. 1,5 mit TMS		keine Zul. zum SS	
Uni Würzburg		1,1		1,3	

Hättest du irgendwo einen Studienplatz erhalten oder warst du nah an der Auswahlgrenze? Das sind dann die Standorte, die am interessantesten für dich sind. Im nächsten Schritt musst du bei den jeweiligen Standorten die Vorauswahlkriterien genau betrachten. Welche Standorte lassen welche Ortspräferenz zu? Dies muss natürlich berücksichtigt werden und unter Umständen musst du einen Studienstandort, der nur eine Ortspräferenz zulässt, auch an die erste Stelle setzen, obwohl du vielleicht einen anderen Studienstandort bevorzugen würdest. Aber hier geht es wirklich um eine reine Chancenoptimierung und nicht um den Ort. Ein zweites Kriterium, das du nicht ganz außer Acht lassen solltest, ist die Anzahl der zur Verfügung stehenden Studienplätze im AdH. An großen Studienstandorten, die viele Studenten zulassen, können die Chancen auf einen Platz größer sein.

Wenn du dagegen überall sehr weit von den Auswahlgrenzen entfernt bist, wirst du dich mit dem Gedanken anfreunden müssen, dass das normale Bewerbungsverfahren bei hochschulstart.de kaum eine Chance auf einen Studienplatz birgt. Bei hochschulstart.de kannst du nur warten oder auf die Losverfahren hoffen.

4.6.3 Verbesserungsmöglichkeiten im AdH

Es gibt neben der Abiturnote viele weitere Kriterien, die in den Auswahlverfahren Berücksichtigung finden. Die Wesentlichen sind der Medizinertest (TMS), berufspraktische Erfahrungen, Auswahlgespräche, Freiwilligendienste und Berufsausbildungen im medizinischen Bereich. Und da man im Nachhinein an der Abiturnote nichts mehr drehen kann, sind es genau diese zusätzlichen Bewertungskriterien der AdHs, in denen ein Potenzial liegt, die Aufnahmechancen aufzupolieren. Bei einer Abiturnote bis 2,0 gibt es sinnvolle Verbesserungsmöglichkeiten in den AdHs. Diese können dann dafür entscheidend sein, ob du einen Studienplatz erhältst oder nicht. Außerdem gibt es einige Standorte, an denen es eigentlich nur mit Verbesserungsmöglichkeiten gelingt, einen Studienplatz zu bekommen, da du selbst mit der besten Abiturnote vielleicht keinen Platz bekommen würdest.

4.6.3.1 Der Medizinertest (TMS)

Der Medizinertest (TMS) ist ein studienfeldspezifischer Studierfähigkeitstest. Die Testteilnahme ist freiwillig und kostenpflichtig. Der Test findet einmal pro Jahr im Mai statt. Das Testergebnis wird dir bis spätestens Ende Juni mitgeteilt. Der Test prüft Folgendes:

1. Fähigkeit, Ausschnitte in einem Bild wiederzuerkennen,
2. Medizinisch-naturwissenschaftliches Grundverständnis,
3. Räumliches Vorstellungsvermögen,
4. Quantitative und formale Probleme erkennen und lösen,
5. Konzentration und Sorgfalt bei der Arbeit,
6. Merkfähigkeit,
7. Textverständnis,
8. Analyse von Diagrammen und Tabellen.

Erfahrungsgemäß ist eine dreimonatige intensive Vorbereitungsphase Grundvoraussetzung für ein gutes Abschneiden im Test. Der Test setzt kein spezifisches medizinisches Wissen voraus und ist insofern nicht durch das Anlesen von Wissen trainierbar. Allerdings können Konzentrationsfähigkeit und Schnelligkeit sehr wohl trainiert werden. Ob du einen Aufgabentyp zum ersten oder zum hundertsten Mal machst, ist ein gewaltiger Unterschied. Je öfter du einen Aufgabentyp bearbeitet hast, desto mehr Automatismen und mögliche Lösungsstrategien verinnerlichst du. Und damit wirst du am Ende die Aufgaben schneller lösen können. Da im Test die zeitliche Dimension eine große Rolle spielt, wird derjenige gut sein, der viele Aufgaben richtig hat und dabei sehr schnell ist.

Zur Vorbereitung empfehle ich folgende Hilfsmittel:
- Tests für Medizinische Studiengänge I und II (ITB Consulting, 2016a, 2016b).
- Testvorbereitungskurse, wobei hier insbesondere darauf zu achten ist, dass die Testsituation tatsächlich simuliert wird. Der Vorbereitungskurs sollte also aus einem zweistufigen Kurs bestehen, der sowohl Übungsphasen als auch eine Testsimulation enthält. Hierfür sollten mehrere Tage eingeplant werden. Die Kurse werden von verschiedenen Anbietern durchgeführt und sind kostenpflichtig.

- Inzwischen gibt es auch kostenpflichtige Online-Plattformen, mit
  deren Hilfe du dich vorbereiten kannst. Bitte vergleiche das Preis-
  Leistungsverhältnis gut, bevor du dich entscheidest!

Für wen ist der TMS interessant? Leider nicht für alle, denn ab einer
Abiturdurchschnittsnote schlechter als 2,1 in der Humanmedizin und
schlechter als 2,3 in der Zahnmedizin hat eine Testteilnahme nur noch
wenig Sinn. Egal an welcher Hochschule du dich bewirbst, die Abiturnote geht immer mit einer dominanten Gewichtung ins Rennen oder
ist ausschlaggebend für die Vorauswahl.

> **Achtung:**
>
> Du kannst nur ein einziges Mal am TMS teilnehmen, also solltest du nur
> wirklich gut vorbereitet antreten.

Ich erlebe es immer wieder, dass Leute ungenügend vorbereitet am Test
teilnehmen, getreu dem Motto, irgendwie wird es schon klappen. Wirklich gut schneiden nach meiner Erfahrung aber nur diejenigen Teilnehmer ab, die sich intensiv darauf vorbereitet haben: Sprich mindestens drei
Monate lang. Negativ wirkt sich häufig aus, wenn Teilnehmer parallel
zur Testvorbereitung ihr Abitur machen. Diese Doppelbelastung funktioniert meist nicht wirklich gut. Deshalb empfehle ich immer, den TMS
lieber erst ein Jahr nach dem Abitur zu machen. Denn, wenn du einen
Abiturschnitt von 1,8 hast und den Test in den Sand setzt, dann hast du
eine deiner größten Chancen auf einen Medizinstudienplatz vertan. Das
Jahr nach dem Abitur bis zur nächstmöglichen TMS-Teilnahme kannst
du prima für ein umfangreiches Pflegepraktikum oder ein FSJ nutzen.

4.6.3.2 Auswahlgespräche

Zahlreiche Universitäten haben in ihrem Auswahlverfahren mittlerweile Auswahlgespräche integriert, um die Motivation und Eignung
der Bewerber zu überprüfen. Meist handelt es sich dabei um mindestens 20-minütige Gespräche vor mindestens zwei Lehrkörpern der medizinischen Fakultät. Im Vorfeld werden oftmals ein Motivationsschreiben und Lebenslauf verlangt.

Da zu Auswahlgesprächen meist zwei- bis dreimal so viele Bewerber eingeladen werden, wie Studienplätze vorhanden sind, ist die Vorauswahlgrenze entsprechend höher. In den Auswahlverfahren, in denen die Abiturnote aber nach wie vor eine hohe Gewichtung erfährt, solltest du dich jedoch von den höheren Vorauswahlnoten nicht täuschen lassen. Wenn die Abiturnote mit 51 % in die Bewertung eingeht, hat der Abiturient mit einer 1,2 einen nicht unwesentlichen Vorteil gegenüber dem Abiturient mit einer 1,7. Das ist vergleichbar mit einem Formel 1-Rennen, bei dem ein Teilnehmer vom 1. und einer vom 18. Platz aus startet. Die Wahrscheinlichkeit aufs Podium zu kommen ist für die Startplatznummer 18 sehr gering.

Des Weiteren solltest du dir im Klaren darüber sein, dass ohne berufspraktische Erfahrungen im medizinischen Bereich in den meisten Auswahlgesprächen kein Blumentopf zu gewinnen ist. Das liegt nicht daran, dass diese so hoch bewertet werden, sondern daran, dass diese Erfahrungen ein Grundgerüst dafür bilden, die eigene Entscheidungsfindung sowie die persönliche Motivation überzeugend darstellen zu können. Ich empfehle deshalb niemanden, der nicht mehrere Monate berufspraktische Erfahrungen im medizinischen Bereich gesammelt hat, sich für ein Auswahlgespräch zu bewerben. Kann sich also ein frisch gebackener Abiturient gar nicht für ein Auswahlgespräch bewerben? Natürlich geht das, erstens haben viele bereits vor ihrem Abitur umfangreiche Erfahrungen gesammelt, zum Beispiel als Freiwillige Sanitäter beim Roten Kreuz oder indem sie ihr Krankenpflegepraktikum direkt im Juli begonnen haben. Die meisten Auswahlgespräche sind erst im August oder September.

So, du bist zum Auswahlgespräch eingeladen worden und sollst nun ein *Motivationsschreiben* und einen *Lebenslauf* erstellen. Da man mit diesen Themen ganze Bücher füllen kann, werde ich mich im Folgenden auf das Wesentliche beschränken und empfehle dir, dich noch zusätzlich mit der entsprechenden Literatur zu beschäftigen.

Beide Dokumente sind sehr wichtig. Hier musst du deine Motivation und deine Eignung darstellen. Viele denken, hier schreib ich mal was Nettes und den Rest regele ich im Gespräch. Falsch! Die Erstellung des Motivationsschreibens und des Lebenslaufs sind gleichzeitig deine Gesprächsvorbereitung. Was du hier nicht richtig machst, wirst du im Gespräch nur schwerlich wieder hinbiegen können, denn was glaubst du, warum ein solches Dokument von dir eingefordert wird? In diese Dokumente musst du all deine Energie und Liebe reinstecken, ansonsten brauchst du überhaupt nicht bei einem Auswahlgespräch anzutreten. Das macht man nicht mal eben an einem Nachmittag.

Viele vernachlässigen bei der Vorbereitung der Unterlagen ihren Lebenslauf. Beim Lesen solcher Dokumente beschleicht mich häufig das Gefühl, dass der Verfasser nur eine Art Behördendokument mit seinen total langweiligen Jahreszahlen ausgefüllt hat. Das Dokument hat keinerlei Leben in sich, geschweige denn, dass man eine Person hinter diesem Stück Papier erahnen könnte.

Du solltest in deinem Lebenslauf auch deine interessanten Seiten zeigen und dies sind oftmals deine Hobbies und freiwilligen Aktivitäten. Viele lassen diese komplett außen vor. Genau in diesen Bereichen hat dich niemand zu irgendetwas gezwungen, sondern all das hast du komplett freiwillig gemacht. Dies solltest du auch auflisten. Der Leser bekommt so eine Vorstellung von dir als Person. Geize also bitte nicht mit wichtigen Informationen und präsentiere nur lauter unwichtige Informationen. Einige Beispiele:

1996–2000   Grundschule Sonnenschein im Sonnental

• Dass du in der Grundschule warst, ist anzunehmen. Dort ist jeder gewesen, ist aber auch schon sehr lange her. Dies ist also eine eher uninteressante Information, es sei denn, du warst in der Grundschule in Namibia.

2000–2012   Sonnenschein Gymnasium im Sonnental, Abschluss Abitur im Juni 2012

• Durchschnittsnote? Prüfungskurse? Facharbeit? Stufensprecher? Schulsanitäter? Chor? Abiball organisiert? Niemand möchte diese Informationen alle in deinen Zeugnissen oder Urkunden nachlesen bzw. recherchieren. In einem guten Lebenslauf sollten diese Informationen vermerkt sein.

August 2010   zweiwöchiges Praktikum beim Allgemeinarzt

- Name des Arztes? Was hast du gemacht: Im Keller Akten sortiert, Kaffee gekocht? Bitte verdeutliche, dass dich das Praktikum interessiert hat und dass du Erfahrungen gesammelt hast. Dafür reichen Stichworte, wie: Patientendaten aufgenommen, Verbände gewechselt und so weiter.

Hobbys   Fußball, lesen und Freunde treffen.

- Fußball gucken oder selber spielen? Im Verein oder hin und wieder mal mit Freunden im Park? Welcher Verein, wie lange, welche Liga, welche Erfolge und so weiter? Das Hobby „lesen" steht in jedem zweiten Lebenslauf und bei mindestens 90 % der Leute steckt hinter dieser Angabe nur heiße Luft. Überlege dir, ob dies ein Hobby ist oder nicht. Falls ja, dann solltest du mit einem Professor der Medizin ein Gespräch darüber führen können. Das sollte dann optimalerweise auch über Harry Potter, den du vor einem halben Jahr gelesen hast, hinausgehen. Ich denke, über „Freunde treffen" muss ich mich jetzt nicht mehr näher auslassen.

Bitte vergiss in deinem Lebenslauf keine wichtigen Informationen: Viele junge Frauen haben beispielsweise über Jahre hinweg als Babysitter ihr Taschengeld aufgebessert, erwähnen dies aber nicht in ihrem Lebenslauf, weil sie das als unwichtig empfinden. Es geht in diesem Fall nicht so sehr um die Tätigkeit an sich, sondern um die Kompetenzen, Eigenschaften und Fähigkeiten, die du dadurch erworben hast und die aus der Erwähnung dieser Tätigkeit geschlossen werden können. Wenn jemand über mehrere Jahre als Babysitter gearbeitet hat, ist dieser zuverlässig, vertrauenswürdig, gewissenhaft, verantwortungsbewusst und kann gut mit Kindern umgehen. Von einem Abiturienten erwartet niemand, dass er schon bei einer Herz-OP assistiert oder einen bahnbrechenden Erfolg in der Krebsforschung erzielt hat. Es reichen kleine Dinge, die etwas über dich sagen und zeigen.

Für das Motivationsschreiben gibt es kein Patentrezept. Aber ich rate dir, die folgenden Dinge zu beachten:
- Bevor du einfach drauf losschreibst, vollziehe zunächst einen Perspektivwechsel und überlege dir, welche Auswahlkriterien du festlegen würdest, wenn du im Auswahlkomitee sitzen würdest.

- Versuche nicht, irgendetwas zu konstruieren, sondern versuche deine wirklichen Motivationsgründe zu finden.
- Du wirst hier Schwächen an dir feststellen. Das können zum Beispiel Fähigkeiten oder Erfahrungen sein, die dir einfach im bisherigen Lebenslauf fehlen bzw. Bereiche, in denen du bisher nicht gerade geglänzt hast. Bitte versuche nicht, diese in einem Motivationsschreiben zu rechtfertigen, sondern nenne sie keinesfalls im Motivationsschreiben. Du solltest dich aber darauf vorbereiten, dass sie im Gespräch thematisiert werden und dann solltest du entsprechende Antworten parat haben.
- Sei niemals überheblich oder besserwisserisch, stelle aber auch nicht dein Licht unter den Scheffel. Du verfasst hier ein Werbeschreiben über dich selbst und irgendwie sollte schon zwischen den Zeilen durchschimmern, dass du als zukünftiger Student für die Universität ein echter Hauptgewinn wärst.
- Das Ziel des Aufnahmeverfahrens ist es, dass du ein Student der Humanmedizin wirst. Zwischen einem Studenten der Humanmedizin und einem Arzt besteht ein Unterschied und den solltest du klar vor Augen haben, denn die Universität sucht primär ersteres.
- Über jeden Abschnitt deines Motivationsschreibens solltest du in einem Auswahlgespräch mehr erzählen können oder darüber eine Diskussion führen können.
- Erfahrungen und konkrete Beispiele aus deinem bisherigen Leben sind immer stärkere Argumente als irgendwelche Feststellungen oder Behauptungen. Damit machst du eine persönliche Entscheidungsfindung und Eignung nachvollziehbar. Mit Sätzen wie *„Seit meiner frühesten Kindheit interessiere ich mich schon für die Medizin …"* wirst du niemanden vom Hocker reißen. Das ist eine Behauptung, die immer wie eine hohle Phrase klingt.
- Bitte lass deine Eltern oder andere Personen aus dem Spiel. Hier geht es um deine persönliche Entscheidung und niemand ist daran interessiert, was Menschen aus deinem Umfeld machen. Damit erweckst du nur den Eindruck, dass deine Entscheidung extern beeinflusst ist.

O. K., der große Tag ist da und es kommt zum eigentlichen Auswahlgespräch. Folgende Dinge sind wichtig:
- Das ist ein wichtiger Tag und es ist ein wichtiges Ereignis. Also kleide dich entsprechend. Generell gilt: Overdressed gibt es nicht. Männern

empfehle ich einen Anzug und Frauen einen Hosenanzug. Die Wahl der Kleidung sollte sich auch nicht an einer Hochzeitsfeier oder dem Abiball orientieren. Das schicke Kleidchen mit dem tollen Ausschnitt bleibt im Schrank.

- Es gibt Benimm-Regeln, die du trotz aller Aufregung nicht vergessen solltest: Du stürmst nicht einfach ins Zimmer, sondern klopfst vorher an. Du pflanzt dich nicht einfach auf den nächstbesten Stuhl, sondern wartest, bis man dir einen Platz anbietet. Du sagst freundlich „Guten Tag", stellst dich vor und guckst den Leuten dabei in die Augen und so weiter. Zur Not frag deine Oma oder kauf dir einen Knigge.

- Du bist auf die Standardfragen eines Auswahlgespräches vorbereitet und faselst nicht vollkommen überrascht auf die Frage „*Was sind Ihre Schwächen?*" irgendwas vom Rauchen, dass du aber bald aufhören möchtest. Die geeigneten Antworten auf solche Standardfragen werden ausführlich in der entsprechenden Literatur oder im Internet behandelt. Du solltest dir aber immer eigene Formulierungen einfallen lassen.

- Eine gute Vorbereitung ist die halbe Miete. Vermutlich sind 80 % der Fragen vorhersehbar: Es geht um dich als Person und das Medizinstudium.

- So ein Gespräch ist keine Kuschelveranstaltung. Immer wieder wird mir erzählt „*der eine Professor mochte mich nicht*". Sorry, ich glaube, du bist dem ziemlich egal, aber jeder spielt in diesem kleinen Theaterstück eine Rolle. Du hast die Hauptrolle und oftmals gibt es auch einen Bösewicht bzw. es kann eine Phase des Gespräches geben, in der man beginnen wird, dich unter Druck zu setzen oder anzugreifen. Ziel ist es, zu sehen, wie du damit umgehst und darauf reagierst. Bleib cool und sachlich. Lass dich keinesfalls provozieren, reagiere nicht pampig, beleidigt, eingeschnappt, eingeschüchtert oder was auch immer. Ganz normal weitermachen.

- Sei ehrlich, denn Lügen haben kurze Beine und du sprichst mit erfahrenen Prüfern.

- So lange es um deine Person und dein Leben geht, hast du ein Heimspiel. Das solltest du nutzen und ausreichende Anzahl an Geschichten und Erfahrungen vorbereitet haben, über die du sprechen kannst. Wenn du zu allen persönlichen Fragen immer nur zwei Sätze sagen kannst, ist das Gespräch zu deiner Person und über dein Leben

schnell beendet und geht auf ungewohntes Terrain über. Es können
Fragen zum Medizinstudium oder unserem aktuellen Gesundheits-
system kommen. Und ich versichere dir, das können dann die längsten 20 Minuten deines bisherigen Lebens werden.

• Neugierde und Wissbegierde sind wichtige Eigenschaften für die
  Wissenschaft. Lass also deine Neugierde auch durchblicken und
  überlege dir, an der einen oder anderen Stelle auch mal eine Frage
  zu stellen.

• Also dann, viel Erfolg!

4.6.3.3 Multiple Mini Interviews (MMI)

In den Auswahlverfahren der Hochschulen ist ein neuer Trend zu beobachten: Multiple Mini Interviews (MMI). Dieses neue Auswahlverfahren stammt aus Kanada und wird an Standorten wie Dresden, Göttingen, Münster und Hamburg verwendet. Zudem entdecken die privaten
Bildungsträger zunehmend diese Form von Auswahlverfahren.

Aber was ist ein Multiple Mini Interview jetzt eigentlich? Das Multiple Mini Interview ist eine Methode der Eignungsfeststellung. Dabei
sollen deine emotionalen Fähigkeiten (Softskills) möglichst umfassend
und objektiv ermittelt werden. Du durchläufst einen Parcours mit verschiedenen Stationen und wirst mit unterschiedlichen Situationen konfrontiert, die du bewältigen musst. Anhand der Bewältigungsstrategie
ist es möglich, deine Verhaltensweisen und emotionalen Fähigkeiten
zu beurteilen und somit deine Eignung für den Arztberuf zu ermitteln.

Die Aufgaben der einzelnen Stationen können recht unterschiedliche
Elemente beinhalten: Du sollst eine Entscheidung in einem ethischen
Dilemma treffen, Prioritäten setzen, eine Bildbeschreibung oder einen
kurzen Aufsatz erstellen, Rollenspiele durchführen – beispielsweise
Patientengespräche, Diskussionen zu aktuellen Themen führen oder
die eigene Studienmotivation und deine persönlichen Berufsziele erör-
tern.

Dabei geht es nicht immer nett zu. Die Stationen sollen unter anderem
auch zeigen, wie du mit Stress oder unlösbaren Situationen umgehst.

Weitere Bewertungskategorien können Kommunikationsfähigkeit, Konfliktverhalten, Reife, rationales Handeln, Einfühlungsvermögen, Entscheidungsstärke und soziale Aspekte wie Teamfähigkeit oder Sensibilität sein.

Das MMI erfreut sich immer größerer Beliebtheit, weil es die weit verbreitete Forderung, Medizinstudierende nicht nur nach den erbrachten Schulleistungen auszuwählen, erfüllt. Die Forderung scheint berechtigt, denn nicht jeder Einser-Abiturient ist automatisch gleich ein guter Mediziner oder guter Arzt.

Im Gegensatz zu Auswahltests wie dem HAM-Nat oder dem TMS geht es in den Multiple Mini Interviews nicht um trainierbare Leistung oder erlerntes Wissen. Es geht primär um soziale Fähigkeiten und Verhaltensweisen. Der MMI ist also kein Test im eigentlichen Sinne, den du bestehen kannst. Die Fragestellung ist, ob deine Persönlichkeit erwarten lässt, dass am Ende des Studiums ein guter Arzt aus dir wird. Wichtig für das Verständnis ist, dass es beim MMI nicht um Leistung im schulischen Sinne geht. Die Leistungsbereitschaft und -fähigkeit werden bereits in der Vorauswahl (zumeist über die Abiturnoten) sichergestellt.

Folgende Kriterien entscheiden über den Erfolg beim MMI:
- *Stressbewältigung.* Kannst du unter Stress die richtigen Entscheidungen treffen? Wie reagierst du bei Überforderung, Konflikt oder Zeitdruck?
- *Kommunikation.* Kannst du auf den Gesprächspartner eingehen und dich und seinen Standpunkt verständlich machen? Bist du in der Lage, bei Konflikten sicher zu agieren?
- *Einfühlungsvermögen.* Hast du ein gutes Verständnis deines Gegenübers? Kannst du auf die Bedürfnisse deines Gesprächspartners eingehen?
- *Rationales Handeln.* Kannst du analytische Entscheidungen treffen? Folgt dein Handeln einem logischen Muster und bist du in der Lage, Prioritäten zu setzen?
- *Entscheidungsstärke.* Wirkst du entschlossen und bist du in deinen Entscheidungen sicher? Sind getroffene Entscheidungen gut und nachvollziehbar?

Man kann ein MMI nicht vorbereiten, indem man etwas lernt. Durch das Sammeln von Erfahrungen lässt sich das Abschneiden in einem MMI jedoch deutlich verbessern. Diese Erfahrungen können auf ganz „natürliche" Art gesammelt werden, beispielsweise durch Praktika, Freiwilligendienste oder eine medizinische Ausbildung. Hier spielt vor allem die Dauer und die Intensität eine gewichtige Rolle. Wer jedoch von vornherein die Persönlichkeitsmerkmale mitbringt, welche in einem MMI vorteilhaft sind, kann das Sammeln von Erfahrungen möglicherweise etwas verdichten.

Aspekte wie Stressbewältigung, Kommunikation oder Entscheidungsstärke lassen sich in einem Training durchaus verbessern! Außerdem gibt es grundlegende Verhaltensmuster, die erlernbar sind.

Hilfe für Multiple Mini Interviews

Bei jedem Aufgabentyp ist es empfehlenswert, systematisch vorzugehen. Zunächst einmal ist es wichtig, die Aufgabenstellung – soweit dies möglich ist – mit Ruhe anzugehen. Zu Beginn einer Aufgabe erfolgt eine kurze Analyse, um welchen Aufgabentyp es sich handelt und welche Lösungsstrategie gefragt ist. Dabei helfen die Fragen:
• Was wird von mir erwartet?
• Wie würde sich ein Arzt in dieser Situation verhalten?

Dazu sollte klar sein, dass es weniger um Fachwissen als um die Persönlichkeit geht:
• Es ist wichtig, die Zielsetzung des MMI zu verinnerlichen. Im MMI soll ein Bewerber Fragen beantworten und Verhaltensweisen zeigen, die belegen, dass er ein guter Arzt wird.
  Vor dem MMI solltest du eine Übersicht zu deinen Stärken erstellen, die zum Arztberuf passen. Soweit möglich, solltest du diese in die Gespräche integrieren.
• Ein wesentlicher Faktor für den Erfolg im MMI ist das Zeitmanagement. Wenn du für eine Aufgabe acht Minuten Zeit bekommst, sollte diese Zeitspanne optimal genutzt werden.
  Du solltest vor dem MMI trainieren, kleine Aufgaben in möglichst exakt der vorgegebenen Zeit zu lösen, um ein Gefühl für dein opti-

males Tempo zu bekommen. Auch der Aufbau von Aufgabenlösungen lässt sich trainieren.

- Genauigkeit ist sehr wichtig für Ärzte. Gerade in Rollenspielen, werden kleine Details eingebaut, deren Wahrnehmung sehr wichtig ist. Man sollte sich angewöhnen genau zuzuhören, genau zu beobachten und präzise zu formulieren.
- Ärzte müssen in Konflikten stets souverän auftreten. In Szenarien mit Konflikten ist es wichtig, dass du die Kontrolle erlangst und eine gute Konfliktlösung findest.
  Konfliktlösungen kannst du sehr gut üben. Wichtig ist, den Grund für den Konflikt zu finden und diesen ohne Aggression zu bearbeiten.
- Ärzte müssen gut mit intensiver Überforderung zurechtkommen. Die Stressbewältigung wird unter Beweis gestellt, indem du mit nicht lösbaren Aufgaben konfrontiert wirst.
  Es gibt sinnvolle Strategien, wie nicht lösbare Aufgaben bearbeitet werden können. Vor allem ist es hier wichtig, Ruhe zu bewahren!
- Im Arztberuf gibt es manchmal kein klares Richtig oder Falsch. Jede Entscheidung, die getroffen wird, ist vielschichtig. Es ist wichtig, vor der Problemlösung möglichst viele Aspekte und Lösungsmöglichkeiten zu diskutieren.
  Gerade für schwerwiegende Entscheidungen kannst du üben, möglichst viele Aspekte zu diskutieren und verschiedene Standpunkte einzunehmen.

Lösungsansätze für Standardsituationen

Hier einige Vorschläge zum Umfang mit Standardsituationen:
- **Ethisches Dilemma:** Du bekommt eine Situation geschildet, bei der es keine gute Lösung gibt. Gefragt ist eine Herangehensweise, die ethisches Gespür verlangt. Denn es ist meist nicht möglich, alle Gesichtspunkte der Aufgabe zufriedenstellend zu lösen.
  Wichtig hier ist ein möglichst breites Grundwissen in ethischen Fragen und außerdem ein Grundverständnis für den juristischen Hintergrund. In der Lösung geht es darum, dass du möglichst verschiedene Sichtweisen beschreibst und erklärst, welcher Sichtweise du dich warum anschließt. Im Zweifel ist ein Bezug auf die rechtliche Regelung oder auf einen ethischen Konsens hilfreich.

- **Ratschlag:** Es wird eine schwierige Situation dargestellt, in der du einen Ratschlag geben sollst. Im Dialog musst du eine Lösung finden. Hier ist es wichtig, dass du das Problem genau verstehst. Neben den Fakten spielen hier oftmals emotionale Aspekte eine wichtige Rolle. Du solltest deine Meinung hinter die Bedürfnisse des Gegenübers stellen und versuchen, durch Fragen der Lösung näher zu kommen.
- **Prioritäten:** Oftmals wird eine Problemsituation mit verschiedenen Lösungsmöglichkeiten geschildert. Alle Möglichkeiten führen jedoch zu einem ungünstigen Ergebnis. Es müssen Prioritäten gesetzt werden.
  Wenn alle Lösungen scheinbar schlecht sind, sollest du versuchen, die Konsequenzen anhand des möglichen Schadens zu sortieren. Nicht selten sind die Szenarien so aufgebaut, dass andere oder du selbst von negativen Konsequenzen getroffen werden. Welches Ergebnis ist in der Gesamtbetrachtung das beste?
- **Konflikt:** Es wird eine Konfliktsituation inszeniert. Du sollst aus deiner Rolle heraus die Streitsituation mit einer Konfliktlösung beenden.
  Besonders wichtig in Konflikten ist es, herauszubekommen, worum es überhaupt geht. Außerdem solltest du danach streben, auf eine sachliche Ebene zu kommen. Eine gute Lösung wägt ab, wie die Argumente der Gegenseite in die Konfliktlösung einfließen müssen. Gefragt ist außerdem ein hohes Maß an Souveränität und ein selbstbewusstes, aber nicht aggressives Verhalten.
- **Überforderung:** Eine Aufgabe ist so umfangreich, dass sie in der vorgegebenen Zeit nicht lösbar ist. Ruhe bewahren und eine möglichst gute Lösung erzielen lautet hier die Devise.
  Hier gilt es, schnell abzuschätzen, wie ein möglichst gutes Ergebnis aussehen kann. Ist es sinnvoll, nur einen Teil der Aufgaben recht gründlich zu bearbeiten oder ist ein Vorgehen nach dem Motto „quick and dirty" zielführender? In jedem Fall musst du Ruhe und Besonnenheit ausstrahlen.

Zur optimalen Vorbereitung eines MMI empfiehlt sich Folgendes:
1. **Typfrage:** Alle Vorbereitung hilft nur dann, wenn du als Typ einem MMI gewachsen bist. Du bist kommunikativ, verfügst über ausgeprägte soziale Kompetenzen und stellst dich gerne kritischen Diskussionen? Dann bist du hier richtig.

2. **Grundlegende Reflexion:** Viele Dinge sollten vor dem MMI von dir reflektiert werden und nicht erst in der Situation. Absolute Grundlage sind Fragestellungen, warum du Arzt werden möchtest, was dich dafür qualifiziert und wie du sicherstellst, dass du den Anforderungen im Studium und im Beruf gewachsen bist. Auch ist es ratsam, sich mit aktuellen Fragestellungen zu beschäftigen. Vor allem die großen aktuellen ethischen Fragestellungen sollten von dir bereits einmal durchdacht worden sein.

3. **In der Gruppe spielen:** Es sollte dir Freude bereiten, in Gruppen zu diskutieren, eigene Szenarien durchzuspielen, sich gegenseitig herauszufordern und dabei zu beobachten. Solche Erfahrungen helfen in jedem Fall! Du solltest dir dabei eine Gruppe suchen, der du gewachsen bist.

4. **Improvisation:** Natürlich kannst und sollst du nicht jedes erdenkliche Szenario vorab durchspielen. Was in jedem Fall hilft, ist, die eigene Fähigkeit zur Improvisation zu verbessern. Das kannst du in der Gruppe durch kleine Übungen und Rollenspiele trainieren.

5. **Konflikttraining:** Das hilft nicht nur bei einem Multiple Mini Interview. Wer lernt, Konflikte zu verstehen und dabei gute Lösungen zu finden, hat in den MMI einen klaren Vorteil! Themen hier sind der Konfliktgegenstand oder das Erreichen einer sachlichen Konfliktebene.

4.6.3.4 Berufspraktische Erfahrungen

Es gibt mehrere Universitätsstandorte, wie z.B. Dresden oder Greifswald, die berufspraktische Erfahrungen unter bestimmten Bedingungen positiv im Auswahlprozess berücksichtigen. Gerade das dreimonatige Krankenpflegepraktikum kann an einigen Standorten Bonuspunkte bringen, und zudem wird es spätestens zum 1. Abschnitt der Ärztlichen Prüfungen benötigt. Deshalb ist es sehr sinnvoll, das Praktikum bereits vor Studienbeginn abzuleisten. Dabei sollten folgende Dinge berücksichtigt werden:

- Das Praktikum muss den Anforderungen der Approbationsordnung für Ärzte (§ 6 Abs. 1 ÄAppO) entsprechen, sonst kann es nicht anerkannt werden und wird auch in den meisten AdHs keine Berücksichtigung finden.

- Ein Praktikum sollte mindestens einen Monat dauern, besser sind drei Monate in Folge. In den AdHs werden Praktika mit geringerem Umfang in den Punkteverfahren nicht berücksichtigt.
- Praktika, die vor dem Abitur abgeleistet wurden, werden meist nicht berücksichtigt.

4.6.3.5 Freiwilliges soziales Jahr (FSJ) und andere Dienste

Optimalerweise wird ein Freiwilliges soziales Jahr (FSJ) mit den bereits oben erwähnten berufspraktischen Erfahrungen kombiniert, also am besten in der Krankenpflege absolviert. Dabei sollte das FSJ mindestens 6 Monate dauern, damit es anerkannt wird. Um an allen Studienstandorten, an denen ein FSJ in die Bewertung eingehen kann, die höchstmögliche Bonuspunktzahl bzw. Aufwertung der Abiturnote zu erhalten, sollte das FSJ sogar eher 12 bis 18 Monate dauern. Dabei gibt es auch Standorte, die einen Notenbonus von 0,3 für ein FSJ mit mindestens 18 Monaten Dauer vergeben.

Neben dem FSJ gibt es auch noch andere Arten von Diensten, die sich in den Auswahlverfahren der Hochschulen positiv auswirken können, z. B. ein freiwilliger Wehrdienst oder ein Dienst beim Bundesgrenzschutz, ein Bundesfreiwilligendienst, ein freiwilliges ökologisches Jahr, ein Internationaler Jugendfreiwilligendienst, ein zweijähriger Dienst als Entwicklungshelfer oder auch die Betreuung oder Pflege eines leiblichen/adoptierten Kindes unter 18 Jahren oder eines pflegebedürftigen sonstigen Angehörigen bis zur Dauer von drei Jahren. Weitere Informationen zur Art und Dauer von Diensten und zum Nachweis der Dienste findest du unter http://www.hochschulstart.de/index.php?id=774.

Einen Freiwilligendienst kannst du auch im Ausland leisten! Zu Anerkennungsfragen beachte dazu bitte auch das Bundesfreiwilligendienstgesetz BFDG.

4.6.3.6 Berufsausbildungen im medizinischen Bereich

Die erste Frage, die sich im Zusammenhang mit der Absolvierung einer Berufsausbildung im medizinischen Bereich vor dem Studienbeginn aufdrängt, ist die, ob das überhaupt sinnvoll ist. Ich bin hier eher kritisch, da eine Ausbildung meist mehrere Jahre dauert und ich schon oft Leute erlebt habe, die darunter sehr gelitten haben. Der halbe Freundeskreis ist fast schon mit dem Studium fertig und sie selber haben noch nicht einmal angefangen. Die möglichen Bonuspunkte in den relevanten AdHs sind auch nur bei bestimmten Durchschnittsnoten interessant. Meist gibt es einen Notenbonus von 0,1 bis 0,5. Jeder sollte für sich ernsthaft prüfen, ob sich das lohnt.

Da es vielfach trotzdem in Erwägung gezogen wird, eine Berufsausbildung im medizinischen Sektor zu absolvieren, beschreibe ich im Folgenden kurz die Möglichkeiten.

Die Ausbildungsdauer beträgt in der Regel drei Jahre. Die folgende Liste gibt einen Überblick über anerkannte Ausbildungsberufe im medizinischen Bereich. Hierbei muss allerdings beachtet werden, dass nicht jede Hochschule in ihren Bewertungskriterien alle genannten Ausbildungsberufe positiv berücksichtigt und manche Standorte sogar noch mehr Berufsausbildungen berücksichtigen. Grundsätzlich gilt, dass sich die Wahl des Ausbildungsberufes unbedingt an den eigenen Interessen und Präferenzen orientieren sollte:

- Altenpfleger
- Arzthelfer
- Biologisch-technischer Assistent
- Chemisch-technischer Assistent
- Diätassistent
- Ergotherapeut
- Gesundheits- und (Kinder-)Krankenpfleger
- Gymnastiklehrer (staatlich geprüfter)
- Hebamme/Entbindungshelfer
- Heilerziehungspfleger
- HNO-Audiologieassistent
- Logopäde
- Masseur und medizinischer Bademeister
- Medizinischer Dokumentationsassistent
- Medizinisch-technischer Assistent
- Medizinisch-technischer Assistent Funktionsdiagnostik
- Medizinisch-technischer Laboratoriumsassistent
- Medizinisch-technischer Radiologieassistent

- Medizinischer Sektions- und Präparationsassistent
- Motopäde
- Notfallsanitäter
- Operationstechnischer Assistent
- Orthoptist
- Pharmazeutisch-technischer Assistent
- Physikalisch-technische/r Assistent
- Physiklaborant
- Physiotherapeut
- Veterinärmedizinisch-technischer Assistent
- Zytologieassistent

4.7 Märchen und Mythen zum Bewerbungs- verfahren in Deutschland

Immer wieder höre ich neue Geschichten über das Bewerbungsverfahren in Deutschland, die haarsträubende Unwahrheiten beinhalten oder schlichtweg falsch sind. Der Einfluss solcher Mythen sollte nicht unterschätzt werden, sie haben den einen oder anderen Menschen schon wertvolle Lebenszeit gekostet. Schlimm ist, dass solche Märchen leider zum Teil auch von Personen verbreitet werden, die eine beratende Funktion einnehmen. Die am häufigsten auftauchenden Märchen und Mythen möchte ich im Folgenden einmal auflisten, ohne dabei einen Anspruch auf Vollständigkeit zu erheben:

Behauptung: Die Tochter eines Bekannten meines Bruders hat mit einer 2,4 letztes Jahr einen Studienplatz in Frankfurt erhalten.

Wahr ist: Dies wäre nur über ein Losverfahren, eine Studienplatzklage oder durch entsprechende Wartezeit möglich. Ansonsten halte ich dies für unrealistisch und würde in einem solchen Fall anregen, doch mal mit der Tochter direkt Kontakt aufzunehmen und zu fragen, was an der Behauptung dran ist. Generell sind die meisten Aussagen, bei denen irgendwer irgendwas von jemandem um drei Ecken gehört hat, kritisch zu betrachten.

Behauptung: An der Universität Greifswald werden Studienplätze auch an Abiturienten mit einer Abiturdurchschnittsnote von 2,5 vergeben.

Wahr ist: Die 2,5 ist ein Kriterium, welches die Universität Greifswald für das Vorauswahlverfahren im AdH festlegt. Hochschulstart soll also nur Bewerber zwischen 1,0 und 2,5 betrachten. In diesem Bewerberpool findet das eigentliche Auswahlverfahren statt. Die tatsächliche Auswahlgrenze liegt also um ein Vielfaches höher als 2,5. Äquivalent gibt es ähnliche Vorauswahlkriterien an den Standorten Frankfurt, Gießen, Heidelberg, Heidelberg/ Mannheim, Rostock, Ulm und Würzburg. Zu diesen Standorten gibt es dementsprechend auch die gleichen Gerüchte.

Behauptung: Die Abiturnote verbessert sich pro Wartesemester um 0,1. Wenn du also eine 1,7 im Abi hast, solltest du nach ein bis zwei Jahren sicherlich einen Studienplatz erhalten.

Wahr ist: Dieses Gerücht ist nicht tot zu kriegen. Wacker hält es sich schon seit Jahrzehnten. Aber Abiturnote und Wartezeit werden immer unabhängig voneinander betrachtet und in keinem Fall miteinander verrechnet.

Behauptung: Die Wartezeit beträgt acht Semester, du machst jetzt also einfach eine Ausbildung in der Krankenpflege, arbeitest anschließend noch ein Jahr und dann beginnst du mit deinem Studium.

Wahr ist: In den Jahren vor 2008/2009 lag die Wartezeitquote tatsächlich über lange Zeit hinweg stabil bei acht Semestern. Die Wartezeit ist jedoch dynamisch und damit unberechenbar, da sie sich zu jedem Auswahlverfahren neu bildet. Momentan steht sie bei 14 Semestern und sie könnte theoretisch in zwei Jahren auch bei 16 Wartesemestern liegen oder natürlich auch niedriger ausfallen.

Behauptung: Sei doch mal clever und umgehe die ZVS (= hochschulstart.de) und wende dich direkt an die Universität oder einen einzelnen Professor und überzeuge sie von dir.

Wahr ist: Für eine Bewerbung für das erste Fachsemester kannst du hochschulstart.de nicht umgehen. Die einzigen Ausnahmen sind die Losverfahren der Universitäten und die Studienplatzklage. In beiden Fällen wendest du dich direkt an die jeweilige Uni.

Behauptung: Du musst es einfach immer wieder probieren, irgendwann wird es dann schon klappen.

Wahr ist: Wenn die Bewerbung bei hochschulstart.de einmal nicht geklappt hat und du keine gravierenden Fehler bei der Bewerbung gemacht hast, dann ist es sehr unwahrscheinlich, dass es beim nächsten Mal klappen wird. Die einzigen Möglichkeiten, das Blatt zu wenden, sind die oben aufgeführten Verbesserungsmöglichkeiten oder Losglück (vgl. Kapitel 4.6.3 und 5.9). Weitere Versuche mit dem Glauben, irgendwie werde ich das schon schaffen, sind eher nicht zielführend. Klar, wenn du dich irgendwann einmal bei den Wartesemestern im zweistelligen Bereich befindest, dann könnte es über die Wartezeit tatsächlich klappen. Ich würde dir aber lieber die alternativen Wege zum Medizinstudium empfehlen (vgl. Kapitel 5 und 6).

4.8 Abschließende Empfehlung für die Bewerbung bei hochschulstart.de

Es ist wichtig, dass du deine eigenen Bewerbungschancen bei hochschulstart.de realistisch einschätzt. Hast du gute Chancen oder müsste Fortuna Schwerstarbeit leisten, damit es klappt? Es bringt nichts, die Augen zu verschließen. Wenn du gute Chancen hast, dann beschäftige dich sehr gewissenhaft mit dem Bewerbungsprozess bei hochschulstart.de und mit dem Bewerbungsportal Anton.

Wenn deine Chancen eher durchwachsen oder sogar schlecht sind, dann empfehle ich dir für die Bewerbung bei hochschulstart.de auf das Folgende zu achten:

- Wenn für dich der Quereinstieg eine interessante Option wäre, dann kannst du dich nicht für die Humanmedizin bewerben, sondern es könnte die Zahnmedizin oder Pharmazie in den Fokus rücken. Über hochschulstart.de darfst du dich nur für eines der Fächer bewerben, eine Mehrfachbewerbung ist nicht möglich.
- Achte darauf, dass du bei der Verlosung sämtlicher Teilstudienplätze über die Wartezeitquote teilnimmst.
- Nimm an den Losverfahren aller Universitäten teil. Die Chancen sind zwar nur sehr gering, aber wer weiß? Vielleicht hast du ja doch Glück.

5 Alternative Wege ins Medizinstudium

Dass eine reguläre Bewerbung über hochschulstart.de nicht klappen wird, ist zunächst einmal eine wichtige Erkenntnis. Wenn deine Chancen über hochschulstart.de also nicht so rosig sind, dann solltest du keinesfalls die Flinte ins Korn werfen, sondern dir die folgenden Kapitel genau durchlesen. Auch wenn die aufgezeigten alternativen Wege, doch noch zu deinem Wunschstudienplatz zu gelangen, nicht einfach sein werden, lohnt es sich allemal, sich genauer mit diesen Wegen zu beschäftigen. Denn schließlich wirst du nach einem erfolgreich absolvierten Studium noch 40 bis 50 Jahre in diesem Beruf arbeiten. Deshalb aus Bequemlichkeit zu sagen, *„Och, dann studiere ich halt Jura"*, kann sich später bitter rächen. Kurzfristig kann es vielleicht eine einfache Lösung sein, dir in deiner Traumstadt ein Zimmer in einer WG zu suchen und endlich deine Studienzeit zu starten. Wenn du aber mit dem Studium fertig bist und dann nach 5 Jahren Arbeit feststellst, *„irgendwie läuft hier was falsch, das wollte ich doch überhaupt nicht so"*, dann ist es zu spät. Du solltest also zu diesem Zeitpunkt nochmals genau überprüfen, ob die Entscheidung bzw. dein Ziel, Medizin zu studieren, für dich wirklich wichtig ist und dir dann die alternativen Möglichkeiten genauer ansehen.

Die alternativen Wege ins Medizinstudium unterteilen sich in folgende Bereiche:
1. Quereinstieg ins Medizinstudium an einer deutschen Universität (vgl. Kapitel 5.1 bis 5.7).
2. Studienplatzklage (vgl. Kapitel 5.8).
3. Losverfahren an deutschen Universitäten (vgl. Kapitel 5.9).
4. Private Universitäten (vgl. Kapitel 5.10).
5. Medizinstudium bei der Bundeswehr (vgl. Kapitel 5.11).
6. Medizinstudium im Ausland (vgl. Kapitel 6).

Es empfiehlt sich nicht, hier nur auf eine der Möglichkeiten zu setzen. Du solltest besser mehrgleisig fahren. Jeder dieser Bereiche bietet Chancen und Risiken und hat Vor- und Nachteile.

5.1 Quereinstieg ins Medizinstudium

Quereinstieg bedeutet, zunächst einige Semester in einem anderen Fach zu studieren, dessen naturwissenschaftliche Grundlagen denen des Medizinstudiums so nahe wie möglich kommen. Werden die erbrachten Leistungen als gleichwertige Studienleistungen anerkannt, kannst du dich für ein höheres Fachsemester in einem medizinischen Studiengang bewerben. Die Bewerbung erfolgt dann direkt an den Universitäten – nicht über hochschulstart.de. Zwar sind die medizinischen Studiengänge auch im höheren Fachsemester zulassungsbeschränkt – aber die Bewerberzahl ist dann nicht mehr ganz so hoch. Vor allem aber wirst du nicht mehr nach deiner Abiturnote gefragt!

Aber der Quereinstieg ist mit einem unkalkulierbaren Risiko behaftet. Die Studienabbrecherquote in Medizin und Zahnmedizin liegt bei ca. 10 %. Es scheiden also verhältnismäßig wenige Studierende aus dem Studium aus. Die frei werdenden Plätze werden dann zunächst an Studierende, die nur einen Teilstudienplatz über hochschulstart.de erhalten haben, weiterverteilt. Außerdem erhalten Ortswechsler, also Studierende, die bereits einen Studienplatz in der Medizin haben, aber die Hochschule wechseln wollen, vorrangig einen Studienplatz. Nur wenn dann noch freie Studienplätze vorhanden sind, kommen die Quereinsteiger aus anderen Fächern zum Zug.

Die Kriterien, wie die freien Studienplätze dann verteilt werden, sind in den jeweiligen Zulassungsatzungen der Hochschulen vorgeschrieben. Sie ergeben sich aus den Verordnungen der Länder über die Vergabe von Studienplätzen im höheren Fachsemester. Wartezeit und Abiturnote spielen als Kriterium keine Rolle. Entscheidend sind zumeist die Noten auf den Leistungsnachweisen, bei Ranggleichheit mehrerer Bewerber entscheidet das Los.

Hinzu kommt, dass die Chancen für eine erfolgreiche Studienplatzklage für den Einstieg ins höhere Fachsemester deutlich besser sind.

Ist ja interessant, sagst du jetzt sicherlich, aber was muss ich denn jetzt eigentlich machen, um in ein höheres Fachsemester in der Medizin einzusteigen? Zunächst einmal solltest du prüfen, ob du als Person für den Quereinstieg geeignet bist:

5.2 Wer eignet sich für den Quereinstieg?

Folgende Punkte sind wichtig:

- Bist du ein Organisationstalent? Beim Quereinstieg den Überblick zu behalten, erfordert ein gewisses Maß an Eigenorganisation, Motivation und die Fähigkeit, sich auf mehrere Dinge gleichzeitig zu konzentrieren. Du musst gleichzeitig im Blick haben, welche Anforderungen die 35 Hochschulen an Quereinsteiger stellen, deine Teilnahme an relevanten Veranstaltungen an der oder den Unis auch als Fachfremder oder gar Externer organisieren, daneben aber noch Studienleistungen in den naturwissenschaftlichen Grundlagenfächern erbringen.
- Reicht deine Leistungsbereitschaft und Motivation aus? Bist du selbstbewusst genug, die Professoren in der Medizin anzuhauen, dass sie dich als Fachfremden oder als Zweithörer für Praktika und Prüfungen zulassen? Kannst du dir vorstellen, die nächsten zwei Jahre mit der Jagd auf Leistungsnachweise zu verbringen – und das eventuell an mehreren Unis gleichzeitig? Wirst du wirklich immer wieder vom Prüfungsbüro der Uni zum Landesprüfungsamt laufen, um Äquivalenzbescheinigungen und Anrechnungsbescheide anzufordern?
- Reicht deine persönliche Risikobereitschaft aus? Das Risiko, dass der Quereinstieg nicht klappt, ist gegeben! Auch für höhere Fachsemester gibt es immer deutlich mehr Bewerber als freie Plätze. Du musst also mit einer Ablehnung rechnen, kannst dich aber natürlich jedes Semester wieder neu bewerben. Aber was geschieht, wenn du den Quereinstieg nicht schaffst? Hast du einen Plan B?
- Hast du ausreichend Unterstützung? Wer hilft dir finanziell in dieser Zeit? Denke daran, dass du zusätzlich Geld benötigst, z. B. um wegen unterschiedlicher Leistungsnachweise von Uni zu Uni zu tingeln. Wer ist für dich da und baut dich wieder auf, wenn du das Gefühl hast, dass alle deine Bemühungen gegen die Wand laufen?
- Hast du genügend Zeit und Geld? Der Quereinstieg ist kein sicherer Durchlauf und zeitlich sehr schlecht zu kalkulieren. Wie lange kann und will deine Familie für dich einspringen? Zwei bis drei Jahre solltest du planen, bis du einen Platz in der Medizin hast. Und dann musst du noch eher fünf als vier Jahre rechnen, bis du tatsächlich auch mit dem Studium durch bist.

Klingt immer noch interessant? Prima! Es haben übrigens auch schon viele andere geschafft – du bist also nicht ganz alleine. Dann fangen wir von vorne an. Zuerst musst du wissen, welche Leistungsnachweise du überhaupt erbringen musst, um in ein höheres Fachsemester in der Medizin zugelassen werden zu können.

5.3 Voraussetzungen für den Quereinstieg

Für einen Quereinstieg ist es erforderlich, dass Leistungen in Höhe von mindestens einem Semester anerkannt und bescheinigt werden. Grundsätzlich kann in Deutschland jeder, der ein naturwissenschaftliches Fach studiert, Leistungsnachweise erwerben, die von den Landesprüfungsämtern als Leistungen für ein Medizinstudium anerkannt werden. Üblicherweise zählen dabei drei „große Scheine" oder auch zwei „große Scheine" und zwei „kleine Scheine" als erstes medizinisches Fachsemester.

Große Scheine sind: Die Praktika Physik für Mediziner, Chemie für Mediziner, Biologie für Mediziner, Physiologie, Biochemie/Molekularbiologie, die Kurse makroskopische Anatomie, mikroskopische Anatomie, medizinische Psychologie und medizinische Soziologie.

Kleine Scheine sind: Die Seminare Physiologie, Biochemie/Molekularbiologie, Anatomie, medizinische Psychologie und medizinische Soziologie, die Praktika Einführung in die Klinische Medizin mit Patientenvorstellung, Berufsfelderkundung und medizinische Terminologie. Ebenfalls werden einige weitere Veranstaltungen, in die geeignete klinische Fächer einbezogen werden, im Umfang von 98 Stunden sowie Seminare mit klinischem Bezug im Umfang von mindestens 56 Stunden als kleine Scheine gewertet.

Natürlich können diese Leistungsnachweise nur an Hochschulen erbracht werden, die medizinische Studiengänge anbieten.

5.3.1 Typisches Curriculum für die vorklinischen Studiensemester

Folgendes Curriculum dient lediglich der Orientierung und kann je nach Bundesland, Hochschule und Studiengang abweichen. Insbesondere in den Modellstudiengängen kann das Curriculum ganz anders aussehen. Dieses Modell hier weist lediglich die Kurse für den vorklinischen Studienteil aus, weil die wiederum relevant für einen Quereinstieg sind.

Tabelle 41: Typisches Curriculum für das 1. Semester

Scheinpflichtige Veranstaltungen	SWS[1]	Begleitende Hauptvorlesungen	SWS
Praktikum der medizinischen Terminologie	2		
Praktikum der Berufsfelderkundung	1		
Praktikum der Chemie für Mediziner	4	Chemie	3
Praktikum der Biologie für Mediziner	3	Biologie	4
Praktikum der Physik für Mediziner	2,5	Physik	4
Seminar der Medizinischen Psychologie	2	Psychologie I	1
Kurs der Medizinischen Psychologie	1		
Seminar der Medizinischen Soziologie	1	Soziologie I	1
Kurs der mikroskopischen Anatomie I (Histologie/Zellbiologie)	1,5	Anatomie I	5

Anmerkung: [1] Semesterwochenstunden

Tabelle 42: Typisches Curriculum für das 2. Semester

Scheinpflichtige Veranstaltungen	SWS	Begleitende Hauptvorlesungen	SWS
Seminar der Medizinischen Psychologie	2	Psychologie II	1
Kurs der Medizinischen Psychologie	1		
Kurs der Medizinischen Soziologie	1	Soziologie II	1
Kurs der mikroskopischen Anatomie II	3,5	Anatomie II	5
Kurs der makroskopischen Anatomie (Neuroanatomie)	1,5	Neuroanatomie	5
Seminar Anatomie I	1,5		
Seminar Biochemie/Molekular-biologie I	1		
Seminar Physiologie	I		
Seminar Molekulare Medizin	3		

Tabelle 43: Typisches Curriculum für das 3. Semester

Scheinpflichtige Veranstaltungen	SWS	Begleitende Hauptvorlesungen	SWS
Praktikum zur Einführung in die klinische Medizin	2		
Kurs der makroskopischen Anatomie II	10		
Seminar Anatomie II	2		
Praktikum der Biochemie/ Molekularbiologie I	4	Biochemie/ Molekularbiologie I	5
Praktikum der Physiologie	4	Physiologie I	5

Tabelle 44: Typisches Curriculum für das 4. Semester

Scheinpflichtige Veranstaltungen	SWS	Begleitende Hauptvorlesungen	SWS
Praktikum der Biochemie/ Molekularbiologie II	3	Biochemie/ Molekularbiologie II	4
Seminar Biochemie/Molekular- biologie II	1		
Praktikum Physiologie II	3	Physiologie I	4
Seminar Physiologie II	2		

5.3.2 Auszug aus der ärztlichen Approbationsordnung

Die ärztliche Approbationsordnung regelt in Deutschland die Zulassung zum akademischen Heilberuf des Arztes. Sie wird bundeseinheitlich festgelegt und beschreibt die Berufsausbildung, d. h. Mindestdauer, Ablauf und Pflichtinhalte des Studiums und anderer notwendiger Ausbildungsabschnitte. Außerdem legt sie die Bedingungen für die staatlichen Prüfungen und andere Voraussetzungen für die Erteilung der Approbation fest. Die Approbationsordnung für Ärzte (ÄApprO) wird vom Bundesministerium für Gesundheit und Soziale Sicherung auf der Basis der Bundesärzteordnung erlassen. Die Neufassung ist vom 27. Juni 2002 und gültig seit Oktober 2003. Danach ist das Ziel der ärztlichen Ausbildung: „… der wissenschaftlich und praktisch in der Medizin ausgebildete Arzt, der zur eigenverantwortlichen und selbstständigen ärztlichen Berufsausübung, zur Weiterbildung und zu ständiger Fortbildung befähigt ist. […]

Die ärztliche Ausbildung umfasst:
1. ein Studium der Medizin von sechs Jahren an einer Universität oder gleichgestellten Hochschule, das, vorbehaltlich § 3 Abs. 3 Satz 2, eine zusammenhängende praktische Ausbildung (Praktisches Jahr) von 48 Wochen einschließt;
2. eine Ausbildung in erster Hilfe;

3. einen Krankenpflegedienst von drei Monaten;

4. eine Famulatur von vier Monaten und

5. die Ärztliche Prüfung, die in zwei Abschnitten abzulegen ist."[2]

Soviel zu den Grundlagen – und jetzt zurück zum Quereinstieg.

5.4 Organisation des Quereinstiegs

Bevor es mit dem Quereinstieg losgehen kann, musst du alle relevanten Informationen zusammentragen. Das machst du am besten sofort. Auf den Internetseiten der Unis findest du die wichtigsten Details zum Thema Quereinstieg in der Medizin. Sprich auch die Fachschaften der Mediziner an. Die dort organisierten Studenten kennen sicherlich auch noch wichtige Interna, die für dich von Bedeutung sein können. Folgende Informationen musst du für jede der 35 Unis einzeln herausfinden und dokumentieren:

1. Wie ist das Curriculum der medizinischen Studiengänge im Einzelnen?

2. Gibt es an bestimmten Unis Veranstaltungen, wie z. B. das Praktikum Physik, das Praktikum Chemie, die gemeinsam mit Studierenden anderer Fachrichtungen belegt werden? Hierzu klickst du dich bei allen 35 Unis durch die einzelnen Praktika für Mediziner und guckst, ob dort steht, dass das Praktikum z. B. für Human- und Zahnmediziner sowie für Pharmazeuten angeboten wird.

Das sind die wichtigsten Infos, die du parat haben musst, bevor du eine Universität und einen Studiengang für dein provisorisches Studium wählst! Denn je einfacher der Zugang zu medizinrelevanten Veranstaltungen ist, desto einfacher kannst du dort auch Scheine sammeln!

3. Bewerbungsfristen und Auswahlkriterien für die Bewerbung in ein höheres Fachsemester in der Medizin.

Du wirst ein paar Tage Zeit brauchen, um dir eine geeignete Übersicht zu verschaffen und alles ordentlich zu dokumentieren – am besten legst

---

2 vgl. http://www.gesetze-im-internet.de/_appro_2002/BJNR240500002.html

du dir einen dicken Ordner an und notierst dort alles, über das du bei deinen Recherchen stolperst.

Alles klar soweit? Dann der nächste Schritt: Jetzt brauchst du einen Studienplatz in einem zulassungsfreien Studiengang oder einem Studiengang, in dem du zum kommenden Semester zugelassen wirst und zwar an einer Uni, die auch Medizin anbietet. Ich nenne das jetzt einfach mal *provisorisches Studium*. Eigentlich ist es ganz egal, welches Fach du als provisorisches Studium wählst. Wenn du es dir einfach machen willst, solltest du bei der Auswahl des Faches aber Folgendes beachten:

- Wenn du zum zweiten oben genannten Punkt ordentlich recherchiert hast, hast du sicherlich herausgefunden, an welchen Unis die Mediziner einige Veranstaltungen mit Studenten aus anderen Fachrichtungen gemeinsam belegen müssen. Nun musst du noch herausfinden, ob einer dieser Studiengänge gute Zulassungschancen für dich bietet. Dann ist dies der Studiengang deiner Wahl.
- Falls deine Zulassungschancen in keinem der Fächer gut sind, kannst du dich notfalls auch in der Chemie oder einer anderen Naturwissenschaft immatrikulieren, denn es besteht manchmal die Möglichkeit, z. B. als Studierender der Biochemie wissenschaftliche Gründe vorzuweisen, um an einer Veranstaltung der Mediziner teilnehmen zu dürfen. Außerdem kannst du Leistungsnachweise aus dem naturwissenschaftlichen Studium – wie etwa der Chemie – per Äquivalenzbescheinigung und Anrechnungsbescheid vom Landesprüfungsamt (dazu später mehr) als gleichwertige Leistung für das Medizinstudium anerkennen zu lassen.

> **Äquivalenzbescheinigung:**
> Gleichwertigkeitsbescheinigung. Ein Professor bestätigt dir, dass die Leistungen aus einem anderen Studienfach gleichwertig mit den Leistungen sind, die die Mediziner absolvieren müssen.

Am besten geeignet sind die Studiengänge Pharmazie und Zahnmedizin als provisorisches Studium. Meist haben die Human- und Zahnmediziner sowie die Pharmazeuten viele gemeinsame Veranstaltungen in den ersten Semestern. Aber auch für die Pharmazie und die Zahnmedizin musst du dich über hochschulstart.de bewerben. Und dort kannst du dich, wie oben schon erwähnt, immer nur für ein Fach bewerben.

Wenn du dich also im kommenden Semester für die Pharmazie oder die Zahnmedizin bewirbst, kannst du dich nicht für die Medizin bewerben.

Und jetzt schauen wir uns einmal an, auf welche Art und Weise du Leistungsnachweise für die Medizin erbringen kannst, mit denen du dich dann für ein höheres Fachsemester bewerben kannst:

5.4.1 Reguläre Medizinerscheine

Reguläre Medizinerscheine sind Leistungsnachweise, die du direkt an der medizinischen Fakultät machst, indem du Veranstaltungen belegst, die jeder Mediziner machen muss. Diese Scheine sind prima, weil sie dir angerechnet werden müssen!

Und wie kriegst du so einen Schein? Noch einmal: Der einfachste Weg ist, dass das Curriculum deines Studiengangs die Teilnahme an dieser scheinpflichtigen Veranstaltung einfach vorschreibt. Zum Beispiel belegen Studierende der Zahnmedizin, der Humanmedizin und der Pharmazie in Mainz gemeinsam das Praktikum Physik. Wenn du also in der Pharmazie in Mainz eingeschrieben bist, musst du das Praktikum sowieso vollständig absolvieren.

Natürlich kannst du dich auch als Zweithörer oder Externer an den entsprechenden Veranstaltungen anmelden und wirst voraussichtlich abgelehnt. Denn bevor ein Fachfremder an einer Veranstaltung, wie etwa dem Praktikum der Physiologie teilnehmen darf, kommen zunächst einmal die regulären Studierenden, die Wiederholer (die den Kursus wegen Nicht-Bestehen oder wegen Krankheit noch einmal machen müssen) und die Austauschstudenten ausländischer Universitäten an die Reihe. Erst dann können eventuell Hörer aus anderen Fächern oder gar aus anderen Unis zum Zuge kommen.

Natürlich solltest du nicht nur versuchen, eine Veranstaltung zu belegen, sondern machst das Gleiche mit allen anderen im Kapitel 5.3 in den Abschnitten „Große Scheine" und „Kleine Scheine" genannten

Veranstaltungen und zwar nicht nur für die Humanmedizin, sondern –
wenn du schon mal dabei bist – auch gleich in der Zahnmedizin.

> **Achtung:**
>
> - Es gibt Veranstaltungen, die du nur besuchen kannst, wenn du bereits
>   bestimmte Vorkenntnisse nachweisen kannst. Beispielsweise musst
>   du das Praktikum der Physik bereits absolviert haben, um zum Phy-
>   siologie-Praktikum zugelassen zu werden.
> - Leistungsnachweise aus einem Modellstudiengang können auch nur
>   in diesem anerkannt werden. Es hat also wenig Sinn, das Praktikum
>   für Physik in Aachen oder Köln zu machen, wenn du auf einen Quer-
>   einstieg in München hoffst.

Und wie gesagt: Du musst damit rechnen, dass man dich abweist. Deshalb ist es sinnvoll, in einem Fach wie der Pharmazie eingeschrieben
zu sein, denn hier gibt es Überschneidungen, so dass du zugelassen werden musst. Gleiches gilt übrigens für die Zahnmedizin.

5.4.2 Äquivalente Leistungsnachweise

Nun ist es grundsätzlich aber auch möglich, Prüfungsleistungen in
Nicht-Mediziner-Veranstaltungen zu absolvieren und diese für das Medizinstudium anerkennen zu lassen.

Nehmen wir zum Beispiel das Praktikum der Chemie für Mediziner,
das als großer Schein gewertet wird. Da geht es um allgemeine und or-
ganische Chemie. Die Veranstaltung besteht aus folgenden Teilen:
- Einer meist wöchentlich stattfindenden vierstündigen Vorlesung.
- Einem Praktikum (mit Anwesenheitspflicht) zur Organik und Anorganik, in dem Versuche gemacht werden, die vollständig und richtig durchgeführt werden müssen. Wer das Praktikum besteht, erhält
  einen Schein.
- Einem begleitenden Seminar oder Tutorium, in dem zwei oder mehr
  Testate erworben werden müssen. Ein Testat ist eine kurze mündli-
  che oder schriftliche Prüfung.

• Einer Zwischenklausur (Anorganik) und einer Abschlussklausur (Organik)

Nun kannst du natürlich ähnliche Veranstaltungen direkt in der Chemie, der Lebensmittelchemie, der Ernährungswissenschaft, der Biologie, etc. besuchen. Wenn du die entsprechenden Praktika, Seminare und Klausuren bestanden hast, gehst du damit zum Fachbetreuer des Praktikums für Chemie oder zum Studiendekan der Mediziner und lässt dir bestätigen, dass die von dir erbrachten Leistungen äquivalent (also gleichwertig) zu den Leistungen sind, die die Medizinstudenten erbringen müssen. Dazu solltest du dich fachlich gut vorbereiten! Eventuell musst du dies mit dem Zuständigen nämlich inhaltlich diskutieren.

Mit der Äquivalenzbescheinigung saust du dann zum Landesprüfungsamt und bittest darum, die Leistungen für das Human- und Zahnmedizinstudium anerkennen zu lassen. Achtung: Die Anerkennung kostet zwischen 15 und 30 Euro. Welches Landesprüfungsamt für dich zuständig ist, erfährst du im Kapitel 5.7.

Du kannst auch direkt zum zuständigen Landesprüfungsamt (LPA) gehen und die Leistungsnachweise als medizinrelevante Leistungen ohne Äquivalenzbescheinigung anerkennen lassen. Je nach LPA und zuständigem Prüfer kann das funktionieren (So werden angeblich beispielsweise in Rheinland-Pfalz und Hamburg Leistungen aus der Zahnmedizin und anderen Fächern ohne Äquivalenzbescheinigungen anerkannt). Wenn nicht, musst du eben doch zum Fachbetreuer (am LPA in Nordrhein-Westfalen werden Leistungen angeblich grundsätzlich ohne Äquivalenzbescheinigung nicht anerkannt).

Leistungsnachweise aus dem Ausland

Natürlich kannst du dir auch Leistungen anerkennen lassen, die du im Ausland als regulärer Medizinstudent oder Gaststudent erworben hast. Zulassungsbestimmungen in den einzelnen Ländern und Adressen ausländischer Hochschulen findest du im Kapitel 6.

5.4.3 Der Umstieg in die Medizin

Nach ein paar Semestern – erfahrungsgemäß sind es drei bis vier – hast
du dann hoffentlich ausreichend Scheine beisammen, um dich für den
Einstieg ins höhere Fachsemester der Medizin zu bewerben. Die Anerkennung mindestens eines Fachsemesters berechtigt zur Bewerbung
für das nächsthöhere Fachsemester. Hast du also drei große Scheine
und einen kleinen Schein gemacht, kannst du dich für die Zulassung
zum zweiten Fachsemester bewerben.

Wie gesagt musst du dich jetzt nicht mehr bei hochschulstart.de bewerben, sondern direkt bei den Universitäten. Nochmals: In den Modellstudiengängen ist es schwieriger, einen Quereinstieg zu machen. Zwar
muss der Wechsel zwischen einem Regel- und einem Modellstudiengang nach der Approbationsordnung für Ärzte gewährleistet sein. In
der Praxis ist das aber eher selten der Fall und entspricht auch nicht
den Studienordnungen in den Modellstudiengängen.

Bewerben kannst du dich zwar überall, aber die Chancen in Berlin,
Hannover, Aachen, Köln, Bochum sowie in den Modellstudiengängen
in Heidelberg und München sind nach meinen Erfahrungen eher gering. Für den neuen Studiengang in Oldenburg kann ich dazu leider noch
nichts sagen. Wenn dir die Zeit also nicht für Bewerbungen an allen
Unis reicht, kannst du die hier genannten erst einmal weglassen.

Eingangs habe ich bereits erwähnt, dass die Studienplatzklage ins höhere Fachsemester erfolgversprechender ist, als die Klage fürs erste
Fachsemester. Dies sagen zumindest die Anwälte, die sich mit dem
Thema Studienplatzklage beschäftigen, und beziehen sich dabei auf die
erheblich geringere Bewerberkonkurrenz als bei Klagen zum 1. Fachsemester. Einige Kanzleien sprechen sogar davon, dass sie bisher jedem
Bewerber fürs höhere Fachsemester zu einem Studienplatz verhelfen
konnten. Problematisch ist hier sicherlich wieder die Kostenseite: Für
eine Studienplatzklage musst du durchschnittlich mit ca. 1.200 Euro
pro Uni rechnen.

Zur Bewerbung musst du die Bescheinigung über die Anrechnung von
Prüfungsleistungen des zuständigen Landesprüfungsamtes vorlegen,
außerdem einen Antrag auf Zulassung zum höheren Fachsemester aus-

füllen und das Ganze fristgerecht abschicken. Bewerbungsfrist ist meist der 15. Januar für das Sommersemester und der 15. Juli für das Wintersemester.

Problematisch ist jetzt noch, dass du dich an Universitäten, bei denen das Studium nur zum Wintersemester begonnen werden kann, im Sommersemester natürlich nicht für den Einstieg ins dritte Fachsemester bewerben kannst, weil natürlich keine Angebote für Veranstaltungen des dritten Fachsemester im Sommersemester existieren. Für das zweite Fachsemester gilt das Gleiche zum Wintersemester. Dies bedeutet: Für höhere Fachsemester mit ungeraden Zahlen (3, 5, 7 etc.) kannst du dich im Wintersemester an *allen* Hochschulen bewerben – im Sommersemester aber nur an Hochschulen, bei denen das Studium auch im Sommersemester begonnen werden kann. Für höhere Fachsemester mit geraden Zahlen (2, 4, 6 etc.) kannst du dich im Sommersemester an allen Hochschulen bewerben, im Wintersemester aber nur an Hochschulen, bei denen das Studium auch zum Sommersemester begonnen werden kann, also in Berlin (Modellstudiengang), Erlangen/Nürnberg, Gießen, Göttingen, Köln (Modellstudiengang), Mainz, Münster, Tübingen und Würzburg.

5.5 Wichtige Hinweise zum Quereinstieg

Der Quereinstieg ist kein Geheimtipp. Fast jeder, der über hochschulstart.de keinen Studienplatz bekommt, wird sich eine Zeitlang mit diesem Thema beschäftigen. Die Konkurrenz ist also groß. Das heißt aber auch, dass ihr euch zusammentun könnt, um Erfahrungen auszutauschen und organisatorische Arbeiten aufzuteilen. Deshalb meine Empfehlung: Suche dir Mitstreiter! In Internetforen (etwa bei www.medi-learn.de oder www.thieme.de/viamedici/) kannst du gezielt nach Leuten suchen, die das Gleiche planen. Ebenfalls kannst du an der Uni herumfragen. Im Team könnt ihr euch die Recherchearbeiten aufteilen und von euren Erfahrungen wechselseitig profitieren.

Während du am Quereinstieg herumdokterst, solltest du gleichzeitig deine Hochschulstartbewerbungen weiterlaufen lassen, ganz egal wie „schlecht" deine Abiturnote war! Denn so geht dir die Chance, einen

Teilstudienplatz per Los zu erhalten, nicht verloren. Und wenn du einen Teilstudienplatz hast, kannst du dir die in der Zwischenzeit gesammelten Leistungsnachweise natürlich ebenfalls anrechnen lassen. Gleiches gilt natürlich für die Restplatz-Verlosungen der Universitäten.

Überlege dir auch, ob du den Quereinstieg von Anfang an mit anwaltlicher Begleitung planen willst. Die Anwälte, die seit vielen Jahren im Bereich der Studienplatzklage tätig sind, haben zum Beispiel auch viele Erfahrungen damit, welche Veranstaltungen aus fremden Fächern in welcher Form angerechnet werden. Von diesen Erfahrungen könntest du dann profitieren. Alternativ gibt es einen Servicedienstleister in Berlin, der bei den Bewerbungen fürs höhere Fachsemester hilft.

5.6 Risiken beim Quereinstieg

Viele Risiken, die du beim Weg ins Medizinstudium über einen Quereinstieg beachten solltest, habe ich oben schon erwähnt. Die wichtigsten möchte ich hier zur besseren Übersicht noch einmal zusammentragen:

- **Wartezeitschädlichkeit.** Die Studienzeiten in deinem provisorischen Studium einer deutschen Universität, werden nicht als Wartezeit gerechnet. Deine Chancen in der Wartezeitquote über hochschulstart.de zugelassen zu werden, sind also gleich NULL.
- **Finanzielle Förderung durch BAföG (Bundesausbildungsförderungsgesetz).** Quereinsteiger, die BAföG beziehen, müssen beachten, dass der Fachrichtungswechsel spätestens nach dem 3. Fachsemester vollzogen wird und zwar wegen Eignungsmangel für das provisorische Studium oder wegen Neigungswandel – hin zur Medizin. Bei einem späteren Wechsel gibt es nur dann weiter BAföG, wenn ein sogenannter unabweisbarer Grund vorliegt oder im neuen Studiengang die Einstufung in ein ausreichend hohes Fachsemester erfolgt – beim Quereinstieg in die Medizin ist das selten der Fall. Im Medizinstudium bekommst du dann ganz normal weiter BAföG – bis zum Ende der Regelstudienzeit. Voraussetzung ist natürlich, dass du auch sonst alle nötigen Voraussetzungen für die Förderung erfüllst.
- **Unkalkulierbares Risiko.** Da es je nach Hochschule auch in den höheren Semestern meist deutlich mehr Bewerber als freie Plätze

gibt, ist die Zulassungswahrscheinlichkeit unkalkulierbar. Rechne stets auch mit einer Ablehnung und verliere nicht den Mut, es zum kommenden Semester wieder zu versuchen. Sei dir aber darüber im Klaren, dass es eventuell niemals klappt, und du dein provisorisches Studium zu Ende bringen musst, um dann in einem anderen Beruf zu arbeiten.

- **Zeitbedarf.** Weil das Risiko unkalkulierbar ist, musst du auch einen erhöhten Zeitbedarf für dein Studium kalkulieren. Bitte rechne mindestens mit 3 bis 4 Semestern, die du im provisorischen Studium verbringen musst, bevor du in die Medizin wechseln kannst. Hinzu kommt, dass du weitere Zeit benötigen wirst, um dann im regulären Turnus studieren zu können.

5.7 Landesprüfungsämter – Zuständigkeiten

Bleibt noch die Frage, welches Landesprüfungsamt eigentlich für dich zuständig ist.

Wenn du dich für den Quereinstieg in die Humanmedizin bewerben willst, ist es das Landesprüfungsamt des Bundeslandes, in dem dein Geburtsort liegt. Falls du nicht in Deutschland geboren bist, ist das Landesprüfungsamt in Düsseldorf zuständig.

Und hier sind die Adressen:

Baden-Württemberg
Landesprüfungsamt Baden-Württemberg für Medizin und Pharmazie
Rupmannstraße 21
70565 Stuttgart
Tel.: (0711) 904-0

Bayern
Landesprüfungsamt für Humanmedizin und Pharmazie
Maximilianstraße 39
80538 München
Tel.: (089) 2176-0

Berlin
Landesprüfungsamt für Gesundheitsberufe
Fehrbelliner Platz 1
10707 Berlin
Tel.: (030) 9012-0

Hamburg
Landesprüfungsamt für Heilberufe
Billstraße 80
20539 Hamburg
Tel.: (040) 42837-0

Hessen
Hessisches Landesprüfungs- und Untersuchungsamt im Gesundheits-
wesen
Hauptstelle in Frankfurt am Main
Walter-Möller-Platz 1
60439 Frankfurt am Main
Tel.: (069) 1567-712

Mecklenburg-Vorpommern
Landesprüfungsamt für Heilberufe
Am Reifergraben 4
18055 Rostock
Tel.: (0381) 492-5535

Niedersachsen
Niedersächsischer Zweckverband zur Approbationserteilung
Berliner Allee 20
30175 Hannover
Tel.: (0511) 380-0

Nordrhein-Westfalen
Landesprüfungsamt für Medizin, Psychotherapie und Pharmazie
Erkrather Straße 339
40231 Düsseldorf
Tel.: (0211) 4584-0

Rheinland-Pfalz
Landesprüfungsamt für Medizin, Pharmazie, Psychotherapie und Zahnmedizin
Schießgartenstraße 6
55116 Mainz
Tel.: (06131) 16-2010

Saarland
Landesamt für Verbraucher-, Gesundheits- und Arbeitsschutz –
Zentralstelle für Gesundheitsberufe
Warburgring 78
66424 Homburg/Saar
Tel.: (06841) 16-0

Sachsen
Sächsisches Landesprüfungsamt für akademische Heilberufe
Stauffenbergallee 2
01099 Dresden
Tel.: (0351) 825-0

Sachsen-Anhalt
Landesamt für Versorgung und Soziales des Landes Sachsen-Anhalt –
Landesprüfungsamt
Neustädter Passage 15
06122 Halle/Saale
Tel.: (0345) 6912-0

Schleswig-Holstein
Landesamt für Gesundheit und Arbeitssicherheit des Landes Schleswig-Holstein
Adolf-Westphal-Straße 4
24143 Kiel
Tel.: (0431) 988-0

Thüringen
Landesprüfungsamt für akademische Heilberufe
Weimarplatz 4
99423 Weimar
Tel.: (0361) 3773-1188

5.8 Die Studienplatzklage

Die erste Reaktion von vielen ist hier: *Das ist unmoralisch, ethisch total verwerflich und absolut fies. Anderen den Studienplatz wegnehmen ist doch wirklich das allerletzte.* Stopp! All das ist komplett falsch. Erstens nehmen Studienplatzkläger niemanden einen Studienplatz weg, sondern sie bekommen Studienplätze, die es vorher gar nicht gab. Zweitens: Wenn der Gesetzgeber eine rechtliche Möglichkeit vorsieht, einen Studienplatz einzuklagen, dann ist dies ein vollkommen legitimer Weg, einen Medizinstudienplatz zu erhalten.

Das Problem ist allerdings, dass heute aufgrund der Vielzahl der Kläger eine Studienplatzklage für das Studienfach Humanmedizin eigentlich nicht mehr empfehlenswert ist. Wenn beispielsweise an einem Standort wie München über 1.000 Kläger auftreten und vielleicht 30 Plätze von der Universität nachnominiert werden müssen, dann ist die Chance, im Losverfahren einen dieser Plätze zu erhalten, relativ gering. Deshalb werden dir auch alle Anwälte empfehlen, nicht einen, sondern mindestens 10 bis 15 Standorte zu verklagen. Jetzt bin ich kein Anwalt, aber ich würde deine Chance, über 15 Studienplatzklagen einen Studienplatz zu ergattern, auf unter 10 % taxieren. Dies ist natürlich eine Chance, allerdings eine sehr kostenintensive. Jede Studienplatzklage kostet grob über den Daumen gepeilt 1.200 Euro. Bei 15 Klagen bist du also nicht mehr weit von Kosten von 20.000 Euro entfernt. Wenn bei dir bzw. in deiner Familie Geld kein Problem ist, dann kannst du eine Studienplatzklage in Erwägung ziehen. Ansonsten würde ich davon ganz klar abraten.

Etwas anders sieht es mit Studienplatzklagen für die höheren Fachsemester aus. Natürlich müsstest du zunächst einmal grundsätzlich zu der Gruppe gehören, die für einen Einstieg in ein höheres Fachsemester überhaupt in Frage kommt. Dazu gehören insbesondere Quereinsteiger (vgl. Kapitel 5.1 bis 5.7), Studierende der Humanmedizin im Ausland (vgl. Kapitel 6) oder Studierende eines Teilstudienplatzes (vgl. Kapitel 4.5.1). Diese können ab einem bestimmten Zeitpunkt ihres bisherigen Studiums mindestens ein Semester in der Humanmedizin in Deutschland nachweisen und damit eine entsprechende Einstufung des Landesprüfungsamtes erhalten. Damit können sie sich für einen

Studienplatz im höheren Fachsemester an jeder der 35 deutschen Hochschulen bewerben und im Falle einer Ablehnung dagegen klagen. Da die Zahl der Kläger hier deutlich geringer ist, sind die Erfolgsaussichten viel höher.

5.9 Losverfahren an deutschen Universitäten

Nach Abschluss der Nachrückverfahren sind manchmal noch nicht besetzte Studienplätze übrig. Diese werden an allen Universitäten per Losverfahren vergeben. Wenn du also im regulären Verfahren keinen Studienplatz erhalten hast, solltest du bei allen Universitäten am Losverfahren teilnehmen. Jedoch sind dies meist nicht sehr viele Plätze. Einige Universitäten weisen auf ihren Websites sogar darauf hin, dass sie in der Humanmedizin in den letzten Jahren so gut wie keine Plätze verlost haben.

Die Teilnahme ist einfach und formlos per Brief oder im Internet möglich. Die Hochschulen veranstalten nur im Falle von vorhandenen Restplätzen entsprechende Losverfahren. Meine Kollegen und ich sammeln jedes Semester die aktuellen Links zu den Losverfahren auf unserer Internetseite (www.planz-studienberatung.de/losverfahren-medizin). Hier kannst du dich über die aktuellen Fristen und Verfahren informieren.

5.10 Private Universitäten und Medical Schools in Deutschland

In den vergangenen Jahren haben sich neben der privaten Universität Witten-Herdecke in Deutschland auch einige Medical Schools in privatwirtschaftlicher Trägerschaft etabliert. Weil es aber nicht so einfach ist, in Deutschland einen Studiengang zu gründen und vom Wissenschaftsrat anerkennen zu lassen, wie dies der Medizinischen Hochschule Brandenburg Theodor Fontane gelungen ist, setzen einige Initiativen, wie z. B. die Kassel School of Medicine, auf die Kooperation mit ausländischen Hochschulen. In diesem Fall sind die Studierenden an der ausländischen Partneruni eingeschrieben, absolvieren das Studium zumindest aber teilweise in Deutschland. Die Medical Schools sind in der Regel an große, ortsansässige Kliniken angeschlossen, die ihre Erfahrungen in der Ausbildung junger Ärzte einbringen. Zwar sind die Studiengänge gebührenpflichtig, die Kliniken und Gesundheitskonzerne hoffen aber vor allem darauf, die angehenden Mediziner durch die Ausbildung in der jeweiligen Region langfristig für die Patientenversorgung in dieser Region binden zu können, um so den ärztlichen Nachwuchs zu sichern.

Entsprechend wird auch bei der Studienfinanzierung geholfen. Häufig werden in Kooperation mit örtlichen Banken oder den Gesundheitskonzernen Kredite angeboten, die erst nach erfolgreichem Abschluss des Studiums einkommensabhängig zurückzuzahlen sind. Auch wenn dir die hier genannten Studiengebühren erst einmal einen Schreck einjagen, lohnt sich also ein Blick in die Finanzierungsprogramme!

Private Universität Witten-Herdecke

Die Universität Witten-Herdecke ist die älteste private Universität in Deutschland, die ein Studium in der Humanmedizin anbietet (vgl. Tabelle 45).

Tabelle 45: Basisinformationen zur privaten Universität Witten/Herdecke

Studiengang	Modellstudiengang Medizin
Hochschule und Studienort	Universität Witten/Herdecke
Abschluss	Staatsexamen
Hochschultyp	Universität
Studiengebühren	49.800,– Euro für das gesamte Studium

Tabelle 45: Fortsetzung

Bewerbungs-fristen	Sommersemester: Juli Wintersemester: Februar
Bewerbungs-verfahren	Studieninteressierte bewerben sich direkt bei der Hochschule mit einem Lebenslauf, dem Bewerbungsformular und den Nachweisen über das halbjährige Krankenpflegepraktikum. Außerdem muss eine Aufgabe – meist in Form eines Essays – bearbeitet werden. Weitere Informationen unter: www.uni-wh.de/
Studienplätze	ca. 42 Plätze

Mit Studiengebühren unter 50.000 Euro für das gesamte Studium bietet die Universität Witten-Herdecke bei weitem den günstigsten privaten Medizinstudiengang in Deutschland. Entsprechend gibt es nirgendwo sonst so viele Bewerber pro Studienplatz.

Kassel School of Medicine (KSM) in Kooperation mit der Universität Southampton

Die Studierenden der KSM sind an der University of Southhampten eingeschrieben. Die ersten beiden Studienjahre verbringen sie in Southhampton, der klinische Studienteil ab dem dritten Jahr findet in Kassel bzw. in den angeschlossenen nordhessischen Kliniken statt. Entsprechend sind gute Englischkenntnisse eine wichtige Voraussetzung für die Bewerbung. Pro Studienjahr fallen Gebühren von 12.000 Euro an. Nach 5 Jahren wird das Studium mit einem britischen Bachelor of Medicine der University of Southampton abgeschlossen. Im Anschluss daran wird die KSM voraussichtlich die Möglichkeit bieten, das Anerkennungsjahr, das Absolventen fünfjähriger medizinischer Studienprogramme in Deutschland ableisten müssen, in den eigenen Häusern durchzuführen, um anschließend eine Approbation in Deutschland zu erhalten (vgl. Tabelle 46).

Tabelle 46: Basisinformationen zur Kassel School of Medicine (KSM)

Studiengang	Bachelor of Medicine
Studienort	Kassel in Deutschland sowie Southampton in Großbritannien
Name der Hochschule	Kassel School of Medicine/University of Southampton
Abschluss	Bachelor of Medical Science
Hochschultyp	Universität
Studiengebühren	60.000,– Euro für das gesamte Studium
Bewerbungsfristen	Wintersemester: Juli
Bewerbungsverfahren	Studieninteressierte bewerben sich direkt bei der Hochschule mit den geforderten Dokumenten und Nachweisen. Mehr Infos unter: www.ksm-info.de
Studienplätze	ca. 24 Plätze

Medizinische Hochschule Brandenburg Theodor Fontane

Am 30. Oktober 2014 wurde die MHB offiziell gegründet, die ersten Studierenden wurden zum Sommersemester 2015 immatrikuliert. Die Studiengebühren an der MHB werden zu großen Teilen von den angeschlossenen Kliniken gegenfinanziert. Allerdings müssen sich die Studierenden im Gegenzug verpflichten, im Anschluss an das Studium mindestens 5 Jahre in einer der Kliniken zu arbeiten. Studienanfänger können nur zum Sommersemester starten (vgl. Tabelle 47).

Tabelle 47: Basisinformationen zur Medizinischen Hochschule Brandenburg Theodor Fontane

Studiengang	Modellstudiengang Medizin
Studienort	Neuruppin, Brandenburg, Deutschland
Name der Hochschule	Medizinische Hochschule Brandenburg Theodor Fontane
Abschluss	Staatsexamen
Hochschultyp	Universität
Studiengebühren	115.000,– Euro für das gesamte Studium. 80.000 davon werden von den angeschlossenen Kliniken gegenfinanziert, wenn sich der Studierende verpflichtet, die Facharztausbildung in einer der Kliniken durchzuführen.
Bewerbungs-fristen	Sommersemester: 15. Dezember
Bewerbungs-verfahren	Studieninteressierte bewerben sich direkt bei der Hochschule mit den geforderten Dokumenten und Nachweisen. Wie in Witten muss auch in Brandenburg ein Essay zu einer Aufgabenstellung eingereicht werden. Mehr Infos unter: www.mhb-fontane.deumanmedizin.html
Studienplätze	ca. 46 Plätze

Paracelsus Medizinische Privatuniversität – neuer Standort in Nürnberg

Die alteingesessene Paracelsus Medizinische Privatuniversität aus Salzburg hat in Kooperation mit dem Klinikum Nürnberg im Jahr 2014 einen zweiten Standort in Nürnberg gegründet (vgl. Tabelle 48).

Tabelle 48: Basisinformationen zur Paracelsus Medizinischen Privatuniversität

Studiengang	Modellstudiengang Medizin
Studienort	Nürnberg in Deutschland
Name der Hochschule	Paracelsus Medizinische Privatuniversität
Abschluss	Dr. med. univ.
Hochschultyp	Universität
Studiengebühren	71.000,– Euro für das gesamte Studium
Bewerbungsfristen	31. März
Bewerbungsverfahren	Studieninteressierte bewerben sich direkt bei der Hochschule mit den geforderten Dokumenten und Nachweisen. Mehr Infos unter: www.pmu.ac.at/studium/ humanmedizin/bewerbung.html
Studienplätze	50

Asklepios Campus Hamburg in Kooperation mit der Semmelweis Universität

Bereits seit ein paar Jahren bietet der Asklepios Campus in Hamburg ein – allerdings auf den klinischen Studienteil beschränktes – Medizinstudium in Kooperation mit der Semmelweis Universität in Budapest an. Bewerben können sich alle, die den vorklinischen Studienteil an der Semmelweis Universität Budapest in Kürze abschließen werden. Die Bewerbung läuft direkt über die Semmelweis Universität (vgl. Tabelle 49).

Tabelle 49: Basisinformationen zur Asklepios Medical School Hamburg

Studiengang	Humanmedizin
Studienort	Hamburg in Deutschland
Name der Hochschule	Asklepios Medical School Hamburg
Abschluss	Dr. med. (Univ. Semmelweis)
Hochschultyp	Universität
Studiengebühren	62.400,– Euro
Bewerbungsfristen	Speziell (abhängig von Fortschritt im vorklinischen Studium)
Bewerbungsverfahren	Nur für Studenten, die den vorklinischen Abschnitt an der Semmelweis Universität Budapest abgeschlossen haben! Mehr Informationen: www.asklepios.com/ams
Studienplätze	ca. 50 Plätze

Bitte schaue dir für die Bewerbungsverfahren noch einmal die Ausführungen zu den Themen Lebenslauf, Motivationsschreiben und Auswahlgespräche auf Seite 83 ff. an. Die Konkurrenz ist hier nicht ohne, denn auch die Privatuniversitäten verbuchen jedes Jahr mehr Bewerber und du wirst dich hier mit vielen anderen messen müssen.

5.11 Studium bei der Bundeswehr

Eigentlich ist hier ist das Wort „Alternative" fehl am Platz. Denn wer über eine Offizierslaufbahn nachdenkt, der sollte das nicht tun, weil er über hochschulstart.de keinen Studienplatz erhält. Zwar studieren die Studenten der Bundeswehr ganz normal an den deutschen medizinischen Fakultäten, ansonsten gibt es aber doch erhebliche Unterschiede. Wenn du diese Ausbildungsmöglichkeit in Erwägung ziehst, dann wirst du Berufssoldat, ohne Wenn und Aber. Das bedeutet Grundausbildung (auch an der Waffe), Auslandseinsätze in Krisengebieten (z. B. Afghanistan, Bosnien-Herzegowina, etc.), immer wieder Manöver und Geländeübungen bereits während des Studiums und all das für mindestens 17 Jahre.

5.11.1 Grundvoraussetzungen für das Studium bei der Bundeswehr

Folgende Voraussetzungen müssen grundsätzlich erfüllt sein, wenn ein Studium bei der Bundeswehr absolviert werden soll:

- Deutsche Staatsbürgerschaft im Sinne des Art. 116 des Grundgesetzes.
- Mindestalter 17 Jahre, Höchstalter 25 Jahre.
- Allgemeine Hochschulreife.
- Verpflichtung für 17 Jahre als Soldat auf Zeit.
- Mindestgröße: 155 cm.

Über die Eignung als Offizier und eine Einstellung entscheidet letztlich das Eignungsfeststellungsverfahren in der Offiziersbewerberprüfzentrale in Köln.

Wenn du dich für ein Medizinstudium bei der Bundeswehr interessierst, kannst du dich bei dem für dich zuständigen Wehrdienstbeauftragten unter der Nummer 0180/29 29 29 00 melden. Mit dem zuständigen Wehrdienstbeauftragten wirst du zunächst ein Beratungsgespräch führen und im Anschluss daran erhältst du die notwendigen Bewerbungsunterlagen. Eine feste Bewerbungsfrist gibt es nicht, eine Bewerbung ist deshalb das ganze Jahr über möglich.

Für die Offizierslaufbahnen gibt es jährlich ca. 12.000 Bewerber, von denen ca. 6.000 eingeladen werden. Ungefähr 2.000 Bewerber bekommen eine Zusage, wobei lediglich ca. 230 davon ein Medizinstudium aufnehmen.

5.11.2 Eignungsprüfung für die Laufbahn der Offiziere des Sanitätsdienstes

Die Eignungsprüfung wird von der Offizierbewerberprüfzentrale in Köln durchgeführt. Dabei werden folgende Tests vorgenommen:

- *Eignungstest:* Computergestützter Test, der sprachliche und mathematische Fähigkeiten, logisches Denken, Konzentrationsfähigkeit sowie technisches Verständnis prüft.
- *Sporttests:* In jeder Übung müssen die in Tabelle 50 aufgeführten Mindestanforderungen erfüllt werden, zusätzlich müssen in den ersten vier Disziplinen insgesamt sechs Punkte erreicht werden.

Tabelle 50: Mindestanforderungen im Bereich Sport

Aufgabe	Mindestanforderung (um 1 Punkt zu erhalten)		nächsthöhere Anforderung (um 2 Punkte zu erhalten)	
	Frauen	Männer	Frauen	Männer
Pendellauf	11,2 Sek.	10,3 Sek.	10,9 Sek.	10,0 Sek.
Sit-Up's, 40 Sek.	17 Stück	21 Stück	21 Stück	25 Stück
Standweitsprung	1,57 m	1,95 m	1,64 m	2,05 m
Liegestütz, 40 Sek.	13	13	15	16
Ergometertest	2,4 PWC	2,6 PWC	–	–
12-Minuten-Lauf	1.476 m	1.901 m	–	–

- *Vorstellungsgespräch:* Im Vorstellungsgespräch mit einem Offizier und einem Psychologen soll der Prüfling seine Stärken aufzeigen und die Prüfer von seinen Fähigkeiten überzeugen.
- *Gruppensituationsverfahren:* Hierbei wird eine Aufgabe gestellt, die gemeinsam zu lösen ist und in denen der Prüfling seine Führungsqualitäten darlegen soll. Die Bewerber für die Offizierslaufbahn müssen in diesem Prüfungsabschnitt selbstständig einen Kurzvortrag vorbereiten und diesen anderen Bewerbern vortragen.

- *Studienberatung:* Die Studienberatung stellt die fachspezifische Eignung für ein Studium im Rahmen der Bundeswehr fest. Hier werden Anforderungen, Inhalte und die Organisation des gewünschten Studienganges besprochen. Die Prüflinge sollten sich dabei auf fachbezogene Fragen zum Studium einstellen.

5.11.3 Verpflichtungszeiten

Die Dienstzeit wird zunächst für den Zeitraum festgelegt, der erforderlich ist, um den ersten Abschnitt der ärztlichen Prüfung oder der zahnärztlichen Vorprüfung einschließlich einer Wiederholungsmöglichkeit abzulegen. Erst danach wird die Dienstzeit auf die volle Verpflichtungszeit festgesetzt.

Verzögert sich der Abschluss des Studiums um mehr als sieben Monate über die Mindeststudienzeit hinaus, wird die Dienstzeit grundsätzlich um ein Jahr verlängert.

6 Das Medizinstudium im Ausland

Immer wenn es zum Thema Medizinstudium im Ausland kommt, erlebe ich häufig betretene Gesichter. Du träumst von Berlin, Freiburg oder Münster und ich muss dir jetzt etwas von Riga, Pécs oder Lodz erzählen und nicht von Paris, London oder Barcelona. Aber auch hier muss ich dich erst einmal mit ein paar Realitäten konfrontieren. Die Ausbildung eines Mediziners kostet den deutschen Staat sehr viel Geld, circa 200.000 Euro, und äquivalent ist das im Ausland. Deshalb ist es auch in anderen europäischen Ländern zum Teil sehr schwer, einen Studienplatz in der Medizin zu ergattern.

Aus meiner Sicht gibt es eine sehr einfache Faustformel für die Chancen auf einen Studienplatz in der Humanmedizin im Ausland:

Je attraktiver der Studienstandort ist und je niedriger die Studiengebühren sind, desto schwieriger ist es dort, einen Studienplatz zu erhalten. Je unattraktiver der Standort ist und je höher die Studiengebühren sind, desto einfacher ist es dort, einen Studienplatz zu erhalten.

Das ist logisch und sofort nachvollziehbar, trotzdem versuchen viele, die Augen davor zu verschließen. Sie hoffen auf die Hintertür, wie es doch noch klappen könnte, in Barcelona zu studieren. Aber die gibt es nicht. Und wenn, dann nur für diejenigen, die so gut sind, dass sie auch in Deutschland einen Platz erhalten hätten.

Momentan sind die osteuropäischen Standorte mit einer kostenpflichtigen medizinischen Ausbildung in englischer Sprache eine sehr interessante Option, da es dort für jeden Abiturschnitt eine passende Lösung gibt. Aber natürlich gilt auch hier: Je schlechter das Abi und die naturwissenschaftlichen Vorkenntnisse sind, desto begrenzter ist das Angebot.

Ich möchte an dieser Stelle jeden dazu ermutigen, der Überlegung, ein Studium in einem osteuropäischen Land zu beginnen, offen gegenüber zu treten. Es handelt sich um spannende und interessante Länder und die Chance zu bekommen, in einem dieser Länder zu studieren, kann eine einzigartige Erfahrung werden.

Fazit: Auch bei den ausländischen Studienstandorten gilt es, die eigenen Chancen realistisch einzuschätzen. Mit einer 3,1 als Abiturschnitt und eher mäßigen naturwissenschaftlichen Kenntnissen solltest du dir keine zu großen Hoffnungen auf die deutschsprachigen Studiengänge in Ungarn, auf Prag oder Riga machen. Du kannst und solltest dich natürlich auch dort bewerben, aber du solltest zur Sicherheit zum Beispiel auch einige rumänische Standorte mit in deine Bewerbungen aufnehmen. Mit einer 1,9 und guten naturwissenschaftlichen Schulkenntnissen sind die erstgenannten Standorte natürlich realistischer.

> **Achtung:**
>
> Alle Bewerbungsfristen und -modalitäten sollten frühzeitig von dir überprüft bzw. recherchiert werden. Des Weiteren möchte ich darauf hinweisen, dass ich hier zwar eine große Auswahl an Standorten präsentiere, es aber noch weitere Standorte und Länder mit entsprechenden Angeboten gibt. Außerdem wachsen die Angebote an englischsprachigen osteuropäischen medizinischen Studiengängen beständig, so dass eine eigene Recherche nach weiteren Standorten sicherlich sinnvoll ist.

6.1 Vorbereitung der Bewerbungen für ausländische Universitäten

Das allerwichtigste für eine erfolgreiche Bewerbung an einer ausländischen medizinischen Hochschule ist Zeit – genau genommen Vorbereitungszeit. Denn du musst im Vorfeld einer Bewerbung einige Dinge organisieren und einleiten:

1. **Sprachnachweise:** Sehr viele Studieninstitutionen verlangen einen Nachweis entsprechender Englischkenntnisse, z. B. in Form des TOEFL-Tests oder eines vergleichbaren Standard-Sprachtests. Suche dir also frühzeitig einen Teststandort und bereite dich entsprechend auf den Test vor. Weitere Informationen findest du z. B. unter www. ets.org/toefl.
2. **Dokumente übersetzen:** Viele Hochschulen wollen, dass das Abiturzeugnis oder auch andere Dokumente in die Landessprache bzw. ins Englische übersetzt werden. Du solltest hier vorab unbedingt klä-

ren, ob die Übersetzung durch einen staatlich geprüften Übersetzer erfolgen kann oder ob dies beispielsweise durch eine spezielle Landesinstitution des entsprechenden Landes gemacht werden muss. *Tipp:* Wenn du die Dokumente im Zielland übersetzen lässt, kostet es oftmals nur einen Bruchteil von dem, was du in Deutschland zahlen würdest. Frage hierzu einfach nach Adressen von amtlich beglaubigten Übersetzern bei der Uni nach.

3. **Vorbereitung auf Tests:** Auch an vielen ausländischen Hochschulen werden naturwissenschaftliche Tests als Teil des Aufnahmeverfahrens durchgeführt. Eine naturwissenschaftliche Vorbereitung (unter Umständen auf Englisch) ist deshalb immer sinnvoll (vgl. auch Ruthven-Murray & Meinelt, 2016). Dies wird nicht nur für eventuelle Tests von Nutzen sein, sondern wird dir natürlich auch im Studium zu Gute kommen.

Die genannten Vorbereitungen lassen sich nicht in ein bis zwei Monaten bewerkstelligen, so dass du besser ein halbes Jahr vor den Bewerbungsfristen bereits damit beginnen solltest. Viele Bewerber machen hier den Fehler, dass sie sich zunächst nur auf ihre favorisierten Studienstandorte in Deutschland oder die deutschsprachigen Studienstandorte in Österreich und Ungarn konzentrieren. Wenn sie dann merken, dass es mit einem Studienplatz an den favorisierten Standorten evtl. doch nicht klappen wird, und sie doch besser ihr Bewerbungsportfolio auch auf englischsprachige Standorte erweitern sollten, dann ist es oftmals schon zu spät.

6.2 Vermittlungsagenturen

Die Bewerbung im Ausland ist ein gewisser Verwaltungsakt, wie du im Abschnitt vorher schon gesehen hast, und deshalb ist das natürlich schön, wenn diese Arbeit von jemand anderem übernommen wird. Zudem haben viele Bewerber Respekt vor dem Ausland, weshalb es attraktiv sein kann, sich hier jemandem anzuvertrauen, der sich damit auskennt. Aber Vorsicht! Keine Agentur übernimmt diese Arbeit aus reiner Nächstenliebe. Du wirst immer einen Vertrag unterschreiben müssen. Und hier solltest du genau hinschauen, welche Kosten eventuell auf dich zukommen. Nach meiner Erfahrung gibt es zwei Formen, wie sich privatwirtschaftlich organisierte Agenturen finanzieren:

1. Durch dich als Kunden. Das heißt, du bezahlst einen im Vertrag vereinbarten Betrag.
2. Die Agentur wird von den Universitäten im Ausland bezahlt. In diesem Fall kann die Unterstützung bei der Bewerbung für den vermittelten Studierenden kostenlos sein.

Meist umfasst der Vertag die folgenden Dienstleistungen:
- Beratung an welchen Unis du dich bewerben solltest.
- Entgegennahme deiner Dokumente und Hilfestellung beim Zusammentragen der erforderlichen Dokumente.
- Übersetzung und Beglaubigung deiner Dokumente, meist durch einen externen Dienstleister.
- Kontrolle der Dokumente auf Vollständigkeit, Einreichen bei der Universität.
- Kommunikation mit der Universität.
- Aufklären über die Auswahlverfahren.
- Eventueller Re-Location Service, das heißt sie helfen dir eine Wohnung zu finden, entsprechende Versicherungen zu erhalten, Handyverträge abzuschließen etc.

Wie viel diese Dienstleistungen nun tatsächlich wert sind, muss jeder für sich selbst beantworten.

Es gibt manchmal Klauseln in Verträgen mit kostenpflichtigen Agenturen, auf die du besonders achten solltest:
- *Du zahlst nur im Erfolgsfall.* Einige Agenturen haben in den Verträgen die Klausel drin, das du z. B. 10.000 Euro Vermittlungsgebühr nur dann zahlen musst, wenn du tatsächlich einen Studienplatzt erhältst. Also im Erfolgsfall. In den letzten Jahren war es jedoch für deutsche Bewerber nicht sehr schwer, gerade bei englischsprachigen Medizinstudiengängen in Osteuropa einen Studienplatz zu erhalten. Ich selbst kenne Fälle von Personen mit einer Abiturnote von 3,3, die einen Studienplatz erhalten haben. Die Formulierung „nur im Erfolgsfall" ist aus meiner Sicht deshalb etwas irreführend, denn bisher sind gerade an kleineren und unbekannteren Standorten viele

der Bewerber, die die Aufnahmevoraussetzungen grundsätzlich erfüllen, angenommen worden. Du zahlst übrigens meist auch dann, wenn du einen Studienplatz erhältst, ihn aber gar nicht antrittst, weil du ein besseres Angebot von einer anderen Uni erhalten hast.

- *Höhere Studiengebühren.* Einige Agenturen verlangen nur eine Bewerbungsgebühr, du schließt dann aber fürs Studium einen Vertrag mit der Agentur. Die Agentur zieht dann auch die Studiengebühren ein und diese sind dann manchmal deutlich höher, als wenn du dich direkt bei der Uni beworben hättest.
- *„Wir haben exklusive Plätze".* Viele Bewerber glauben, dass sie bessere Chancen haben, wenn sie sich über eine Agentur bewerben. Diese vermitteln auch gerne den Eindruck, dass dem so wäre. Fast alle osteuropäischen Universitäten sind staatliche Einrichtungen. Wie in Deutschland muss es dort ein faires Auswahlverfahren geben und es können nicht einfach Plätze „verkauft" werden. Und wenn dem so wäre, würde ich persönlich einen großen Bogen um diese Uni machen.

Die Charles University in Prag, sagt zu Agenturen Folgendes: „You do not necessarily need a recruiting agency to study at the Second Faculty of Medicine as you can just apply online through our website. (…) agencies that might only help applicants with part of the required paperwork, or that charge a large sum of money to do virtually nothing at all." (siehe: https://www.lf2.cuni.cz/en/study/applicantsow-to-apply?role=uchazec).

6.3 Werden ausländische medizinische Abschlüsse in Deutschland anerkannt?

Ich empfehle Studienmöglichkeiten innerhalb der Europäischen Union zu favorisieren, um größere Schwierigkeiten zu umgehen. Denn alle Abschlüsse in der EU müssen gleichwertig anerkannt werden. Eine Approbation für Deutschland wird erteilt, soweit auch alle anderen Bedingungen, wie beispielsweise Sprachkenntnisse und gesundheitliche Eignung, nachgewiesen werden können.

Bei Abschlüssen aus Nicht-EU-Staaten wird eine Prüfung der Gleich-
wertigkeit des ausländischen Abschlusses mit deutschen Abschlüssen
durchgeführt. Sollten dabei Defizite auftreten, wird eine umfassende
Kenntnisstandprüfung gefordert.

Das Bundesministerium für Bildung und Forschung hat eine Internetseite, auf der du herausfinden kannst, ob ein Abschluss unproblema-
tisch anerkannt wird oder nicht: www.anerkennung-in-deutschland.
de.

6.4 Der Wechsel von einer ausländischen an eine deutsche Universität

Dieser Punkt ist für viele der Entscheidende, ob sie überhaupt bereit
sind, ein Medizinstudium im Ausland in Angriff zu nehmen oder nicht.
Das sollte aber nicht so sein, denn ich kann vorwegnehmen, dass es für
einen erfolgreichen Wechsel keinerlei Garantien gibt. Wenn du also ein
Studium im Ausland in Betracht ziehst, dann solltest du dir auch darüber im Klaren sein, dass du unter Umständen das vollständige Studium dort absolvieren musst.

Für einen erfolgreichen Wechsel ist es zunächst wichtig, dass du dir
die bisher im Ausland erbrachten Studienleistungen anerkennen lässt.
Dafür musst du das für dich zuständige medizinische Landesprüfungsamt aufsuchen; in der Regel das Landesprüfungsamt deines Geburts-
bundeslandes (vgl. Kapitel 5.7).

Wenn du die entsprechende Anerkennung und Einstufung in ein Fachsemester hast, kannst du dich an allen 35 Unis für das höhere Fachsemester bewerben. Wichtig ist, dass du die Bewerbungsfristen einhältst.
Die sind meistens am 15. Juli und 15. Januar je nach Winter- oder Sommersemester (vgl. Kapitel 5.1 bis 5.7).

Wenn du nur Absagen erhältst, solltest du dich mit einem Fachanwalt
für Studienplatzklagen in Verbindung setzten und etwaige Klagen in
Erwägung ziehen (vgl. Kapitel 5.8).

6.5 Österreich

In Österreich wird das Studium der Humanmedizin an den öffentlichen Universitäten in Wien, Innsbruck, Linz und Graz angeboten. Außerdem bieten drei private Universitäten Studienplätze in der Humanmedizin an. Dabei ist der Zugang zum Studium an allen Hochschulen zulassungsbeschränkt.

Aufgrund der am 1. März 2006 im österreichischen Nationalrat beschlossenen „Quotenregelung" stehen in der jeweiligen medizinischen Studienrichtung 75 % der Studienplätze EU-Bürgern mit österreichischem Reifezeugnis zur Verfügung. 20 % sind für EU-Bürger mit nicht österreichischem Reifezeugnis vorgesehen und 5 % für Bewerber aus Staaten, die nicht der EU angehören.

Insgesamt gibt es in Österreich also folgende Studienplätze in medizinischen Studiengängen:

Tabelle 51: Anzahl der Studienplätze im Studiengang Humanmedizin, die für Bürger mit einem österreichischen Reifezeugnis, für EU-Bürger und für Nicht-EU-Bürger zur Verfügung stehen

Universitäten	Reifezeugnis aus		
	Österreich	EU	Nicht EU
Universität Wien	495	*132*	33
Universität Innsbruck	270	*72*	18
Universität Graz	236	*67*	17
Universität Linz	90	*24*	5

Für dich als Europäer ohne österreichisches Reifezeugnis sind also die Daten der mittleren Spalte (kursiv gesetzt) interessant.

Das Auswahlverfahren in Österreich unterscheidet sich deutlich vom deutschen Verfahren, da deine Abiturnote keinerlei Berücksichtigung findet. Stattdessen wird an den medizinischen Universitäten in Wien, Innsbruck und Graz ein gemeinsamer Test (MedAT) durchgeführt.

Der Test besteht aus mehreren Einzelteilen:
1. Teil: Basiskenntnistest, dieser geht mit 40 % in die Gesamtwertung ein.
   Hier wird das schulische Vorwissen über die medizinrelevanten Grundlagenfächer Biologie, Chemie, Physik und Mathematik in Form von Multiple-Choice-Aufgaben abgefragt.
2. Teil: Textverständnis, dieses geht mit 10 % in die Gesamtwertung ein.
   Hier wird die Lesekompetenz und das Textverständnis getestet.
3. Teil: Kognitive Testverfahren, diese gehen mit 50 % in die Gesamtwertung ein.
   Dieser Teil besteht aus 4 Aufgabengruppen im Multiple-Choice-Format.
   – Zahlenfolgen
   – Gedächtnis & Merkfähigkeit
   – Figuren zusammensetzen
   – Mathematisches Denken

An allen Universitäten muss zunächst eine Online-Voranmeldung abgegeben werden. Der Auswahltest findet Anfang Juli in Graz, Innsbruck und Wien statt. Es kann lediglich an einem Test teilgenommen werden.

Die Voranmeldefrist für die Teilnahme am MedAT an den österreichischen Hochschulen endet Mitte Februar des Jahres. Wenn du den Termin verpasst, kannst du nicht am Test teilnehmen. Du kannst dich nur für eine der Unis bewerben, musst dich also vorab für einen Standort entscheiden. Die Voranmeldung erfolgt elektronisch unter:
• www.medizinstudieren.at

Nach der Voranmeldung musst du 110 Euro als Kostenbeteiligung für das Aufnahmeverfahren bezahlen. Die weiteren Schritte werden dir dann per Mail und Post mitgeteilt.

Die Chancen, in Österreich erfolgreich einen Studienplatz zu ergattern, hängen maßgeblich von dir selbst ab. Du musst mit ca. 5.000 deutschen Bewerbern rechnen, die um die 295 Studienplätze kämpfen.

6.5.1 Studiengebühren und Lebenshaltungskosten in Österreich

Die Studiengebühren an den öffentlichen Universitäten in Österreich betragen rund 370 Euro pro Semester. Die Lebenshaltungskosten (inkl. Wohnung) liegen wie in Deutschland bei rund 800 Euro pro Monat.

6.5.2 Informationsquellen zum Medizinstudium in Österreich

Die folgenden Adressen kannst du für weitere Recherchen zum Medizinstudium in Österreich nutzen:

Medizinische Universität Graz
Abteilung Internationale Beziehungen
Mozartgasse 12
A – 8010 Graz
E-Mail: international.office@meduni-graz.at
Tel.: +43/316/380-4030 oder -4036

Medizinische Universität Wien
Studien- und Prüfungsabteilung
Spitalgasse 23
A – 1090 Wien
E-Mail: studienabteilung@meduniwien.ac.at
Tel.: +43/1/40160 210 00

Medizinische Universität Innsbruck
Abteilung für Lehre und Studienangelegenheiten
Studienabteilung
Speckbacherstr. 31–33
E-Mail: medizin-studienangelegenheiten@i-med.ac.at
A – 6020 Innsbruck
Tel.: +43/512/9003

JKU Linz
Medizinische Fakultät
Altenberger Straße 69
A – 4040 Linz
E-Mail: humanmedizin@jku.at
Tel.: +43/732/2468-3450

6.5.3 Privatuniversitäten in Österreich

Paracelsus Medizinische Privatuniversität

Eine Besonderheit der PMU ist, dass die PMU einen medizinischen Abschluss nach einem fünfjährigen Studium vergibt, damit weicht sie allerdings vom europaweit üblichen Standard eines sechsjährigen Studiums ab. Absolventen erwerben einen österreichischen Abschluss. Seit 2011 besteht die Verpflichtung, dass Studierende, möglichst im dritten Studienjahr, den ersten Teil der United States Medical Licensing Examination (USMLE Step 1) ablegen. Die Universität bietet seit knapp 10 Jahren erfolgreich eine medizinische Hochschulausbildung an (vgl. Tabelle 52).

Tabelle 52: Überblick – PMU Salzburg

Studiengang	Humanmedizin
Studienort	Salzburg (Österreich)
Name der Hochschule	Medizinische Privatuniversität Paracelsus
Abschluss	Dr. med. univ.
Studiengebühren	9.720,– Euro pro Jahr
Bewerbungsfrist	April
Auswahl	Individuelles Auswahlverfahren. Pro Jahr werden 50 Studierende aufgenommen
Regelstudienzeit	5 Jahre
Weitere Infos	www.pmu.ac.at/de

Karl Landsteiner Privatuniversität für Gesundheitswissenschaften in Krems an der Donau

Die medizinische Ausbildung an der Karl Landsteiner Privatuniversität setzt sich aus zwei Studiengängen zusammen: Dem Bachelorstudium Health Sciences und dem Masterstudium Humanmedizin (vgl. Tabelle 53).

Tabelle 53: Überblick – Karl Landsteiner Privatuniversität

Studiengang	Bachelorstudium Health Sciences
Studienort	Krems an der Donau (Österreich)
Name der Hochschule	Karl Landsteiner Privatuniversität für Gesundheitswissenschaften
Abschluss	Bachelor of Science (BSc) Dr. med Univ. (nach dem Masterstudium)
Sprache	Englisch (Bachelorstudium) Deutsch (Masterstudium)
Studiengebühren	14.000,– Euro pro Jahr
Bewerbungsfrist	April
Auswahl	Individuelles Auswahlverfahren. Pro Jahr werden 50 Studierende aufgenommen.
Regelstudienzeit	3 Jahre für den Bachelor, 3 Jahre für den Master
Weitere Infos	http://www.kl.ac.at

Medizinische Fakultät der Sigmund Freud Privatuniversität Wien

Das Medizinstudium an der Sigmund Freud Privatuniversität setzt sich ebenfalls aus einem Bachelorstudium und einem Masterstudium zusammen (vgl. Tabelle 54).

Tabelle 54: Überblick – Sigmund Freud Privatuniversität

Studiengang	Humanmedizin
Studienort	Wien (Österreich)
Name der Hochschule	Sigmund Freud Privatuniversität
Abschluss	Bachelor of Sciences in Medical Sciences Dr. med. Univ. (nach dem Master)
Sprache	Deutsch und Englisch
Studiengebühren	22.000,– Euro pro Jahr
Bewerbungsfrist	Juni
Auswahl	Individuelles Auswahlverfahren.
Regelstudienzeit	3 Jahre für den Bachelor 3 Jahre für den Master
Weitere Infos	www.med.sfu.ac.at

6.6 Schweiz

In der Schweiz werden Ausländer generell nur unter ganz besonderen Voraussetzungen zum Medizinstudium zugelassen. De facto ist die Zulassung nur möglich, wenn der Bewerber über einen sogenannten Inländerstatus verfügt, d. h.

- der Bewerber oder dessen Eltern sind im Besitz der schweizerischen Niederlassung (C-Ausweis) oder
- der Bewerber oder dessen Eltern haben ihren Wohnsitz in der Schweiz und sind seit mindestens 5 Jahren im Besitz einer schweizerischen Arbeitsbewilligung (Aufenthaltsbewilligung B oder C) oder
- der Bewerber ist mit einem Schweizer verheiratet. Anstelle der schweizerischen Nationalität des Ehepartners kann dieser auch fünf

Jahre in der Schweiz niedergelassen sein oder seit fünf Jahren in der Schweiz über eine Arbeitsbewilligung verfügen oder
- die Eltern des Bewerbers sind im Besitz des Diplomatenstatus bzw. in Bern akkreditiert oder
- der Bewerber hat eine Liechtensteinische Nationalität oder
- der Bewerber ist ein anerkannter Flüchtling in der Schweiz

Fazit: Die Schweiz kann man sich als Studienstandort für die Medizin abschminken.

6.7 Großbritannien

In Großbritannien gibt es ca. 20 Bewerber pro Studienplatz. Das sind in etwa viermal so viele wie bei uns. Ja, du ahnst es bereits, damit ist es keineswegs leichter dort einen Studienplatz zu bekommen als in Deutschland. Die Bewerbung findet über den UCAS (Universities & Colleges Admissions Service) statt. Im Auswahlverfahren werden neben der Abiturnote auch noch berufspraktische Erfahrungen und außerschulische Tätigkeiten berücksichtigt.

Ich möchte an dieser Stelle nicht weiter auf das Zulassungsverfahren in Großbritannien eingehen. Wenn du es schaffen würdest, in Großbritannien einen Studienplatz zu bekommen, würdest du in Deutschland in jedem Fall auch einen Platz erhalten.

6.8 Frankreich

Die gute Nachricht zuerst: In Frankreich kannst du dich mit deiner allgemeinen Hochschulreife aus Deutschland und ausreichenden Sprachkenntnissen direkt für ein Studium einschreiben. Eine Zulassungsbegrenzung existiert nicht. Der Bewerbungszeitraum liegt meist zwischen Januar und März. Studenten der EU benötigen zwar offiziell keinen Sprachtest, die Universitäten selbst sind aber dazu berechtigt, die

Französisch-Kenntnisse zu prüfen oder eine entsprechende Bescheinigung zu fordern (vgl. folgender Abschnitt).

Der freie Zugang führt unter anderem zu überfüllten Hörsälen mit 800 Studenten auf 100 Plätze. Nach dem ersten Studienjahr gibt es eine große Prüfung, die von maximal 20 % der Studierenden bestanden wird. Ohne ausgezeichnete französische Sprachkenntnisse ist die Chance, diesen Test zu bestehen, leider sehr gering. Fällst du zweimal durch, kannst du nicht mehr weiterstudieren.

Sprachkenntnisse für das Studium in Frankreich

Die Anforderungen bezüglich der französischen Sprachkenntnisse werden von jeder Universität individuell festgelegt. Eine gute Note im Leistungskurs Französisch oder der Besitz eines Sprachdiploms (DALF oder DELF) sowie der Abschluss eines offiziellen Tests (TCF oder TEF) genügen meist als Nachweis. Auch der Besitz eines Baccalauréat Français, eines europäischen oder eines deutsch-französischen Abiturs wird anerkannt. Es ist zu empfehlen, sich vor der Bewerbung unbedingt bei der jeweiligen Universität genau zu erkundigen.

Manche Universitäten fordern keine weitere Qualifikation, andere verlangen einen Sprachtest, der im Sprachlabor der jeweiligen Universitäten abgelegt werden kann. Falls die Universität kein Sprachlabor hat, kann der Test in den französischen Instituten abgelegt werden.

Studienaufbau

Das Studium ist vom Aufbau mit dem deutschen Studium vergleichbar. Es ist in drei Abschnitte eingeteilt: PCEM, DCEM und Internat. Im zweijährigen PCEM werden hauptsächlich Naturwissenschaften, sowie eine Geistes- oder Sozialwissenschaft unterrichtet. Das PCEM ist in zwei Abschnitte unterteilt. Zum PCEM 2 gelangt man nur, wenn man zu den besten Absolventen der großen Selektionsklausur nach PCEM 1 gehört. Die Durchfallquote liegt bei ca. 80 %.

Der zweite Abschnitt dauert vier Jahre und heißt DCEM. Das DCEM 1 dient der Einführung in die Arbeit im Krankenhaus. Im DCEM 2 bis 4 folgt der große praktische Teil. In dieser Zeit absolviert man viele Praktika. Das Verhältnis zwischen Theorie und Praxis ist in dieser Zeit ausgeglichen. Man erhält grundlegende Kenntnisse in den Bereichen Pathologie und Therapie. Nach sechs Jahren Regelstudienzeit absolviert man eine Abschlussprüfung und erhält das „Certificat de syntèse clinique et thearpeutique" (CSCT).

Der darauf folgende Abschnitt ist mit dem deutschen AiP (Arzt im Praktikum) vergleichbar und nennt sich „Internat". Man kann sich innerhalb von drei Jahren zum Allgemeinmediziner oder in vier Jahren zum Facharzt ausbilden lassen. Angehende Chirurgen müssen fünf Jahre einkalkulieren. Die Rangliste der CSCT-Absolventen entscheidet über die Reihenfolge in der Auswahl der Fachrichtungen. Die besten Absolventen haben also freie Wahl.

Bewerbung an den französischen Hochschulen

Das Studium der Medizin wird in Frankreich an über 40 Universitäten angeboten. Außer für die Region Paris und Parisienne, denn dort ist die Zentrale Vergabestelle SADEP zuständig, bewirbt man sich direkt bei der Universität. Dazu sollte man sich bei der Universität seiner Wahl erkundigen, welche Unterlagen und evtl. Leistungsnachweise speziell benötigt werden. Eine Liste sämtlicher Hochschulen findet sich im Internet unter www.isncca.org/FaculteMedecine.php.

Paris und die Pariser Region bilden eine Ausnahme. Dort können sich nur jene Studenten bewerben, die in der Region Ile-de-France schon bei der Bewerbung ihren festen Wohnsitz oder eine Familie in Paris haben. Studenten, die weder Inhaber eines Baccalauréats der Académie de Paris sind, noch in Paris wohnhaft sind, haben keine Chance, einen Studienplatz für das PCEM 1-Jahr zu erwerben.

Studiengebühren und Lebenshaltungskosten in Frankreich

Die Studiengebühren an den öffentlichen Universitäten in Frankreich betragen zwischen 200 und 500 Euro pro Studienjahr, hinzu kommt die studentische Krankenversicherung, die jeder Studierende für rund 200 Euro pro Jahr abschließen muss.

Die Lebenshaltungskosten in Frankreich betragen etwa 1.000 Euro im Monat und sind damit etwas höher als die Lebenshaltungskosten in Deutschland.

Informationsquellen zum Medizinstudium in Frankreich

Die folgenden Kontaktdaten kannst du für weitere Recherchen zum Medizinstudium in Frankreich nutzen:

CIDU/Bureau des Etudes en France
Institut français de Berlin
Kurfürstendamm 211
10719 Berlin
Tel.: (030) 885 902 86
Fax: (030) 885 902 87
E-Mail: kontakt@studieren-in-frankreich.de
Web: http://www.allemagne.campusfrance.org/de
Studentische Internetplattform: www.remede.org

6.9 Niederlande

In den Niederlanden kannst du Medizin nur auf Holländisch studieren. Eine Ausnahme bildet die Universität Maastricht, die auch einen englischsprachigen Studiengang (International Track anbietet). Wie überall sonst auch, gibt es natürlich deutlich weniger Studienplätze als Bewerber. Insgesamt können sich jedes Studienjahr an den holländischen

Unis 2820 Studierende für das Medizinstudium immatrikulieren. Auf diese Plätze bewerben sich niederländische Bewerber, deutsche Bewerber aber auch Bewerber aus dem europäischen und außereuropäischen Ausland. Dementsprechend führen die holländischen Unis Auswahlverfahren durch. Folgende Voraussetzungen müssen erfüllt sein, damit man überhaupt daran teilnehmen darf:

- Nachweis über das bestandene Abitur bis zum 15. Januar eines Jahres. Das bedeutet, dass du nicht in deinem Abiturjahr mit dem Studium beginnen kannst, sondern frühestens im Folgejahr.
- Alle holländischen Unis setzen voraus, dass du über ausreichende Holländisch-Kenntnisse für ein Studium verfügst – nachzuweisen über das NT2-Sprachexamen.
- Außerdem müssen die Bewerber im Abiturzeugnis nachweisen, dass sie Biologie, Physik, Chemie und Mathematik auf Oberstufenniveau belegt haben. Das können Bewerber mit einem deutschen Abitur im Regelfall nicht. Allerdings können die fehlenden Nachweise über die sogenannte CCVX-Examen nachgeholt werden. Mehr dazu im Abschnitt CCVX-Examen.

Die Bewerbung für das Medizinstudium an den holländischen Universitäten erfolgt zunächst über Studielink (www.studielink.nl). Man kann sich über Studielink an max. 4 Hochschulen bewerben. Die Unis wählen aus der Gesamtzahl der qualifizierten Bewerber (s. o.) dann nach eigenen Kriterien aus (vgl. Tabelle 55).

Tabelle 55: Überblick über medizinische Studiengänge in den Niederlanden

Radboud Universität Nijmegen	Studienplätze	330
	Kriterien	Besondere schulische Leistungen, naturwissenschaftliche Kenntnisse (Eignungstest), besondere extracurriculare Leistungen wie Freiwilligenarbeit, persönliche Motivation (Motivationsschreiben und Eignungstest zur persönlichen Motivation)
	Infos	www.ru.nl/
	Fragen	decentraleselectiegeneeskunde@umcn.nl

Tabelle 55: Fortsetzung

Erasmus Universität Rotterdam	Studienplätze	410
	Kriterien	naturwissenschaftliche Kenntnisse (Eignungstest), besondere extracurriculare Leistungen wie Freiwilligenarbeit, persönliche Motivation (Motivationsschreiben und Eignungstest zur persönlichen Motivation)
	Infos	www.erasmusmc.nl
	Fragen	decentraleselectie@erasmusmc.nl
Universität Leiden	Studienplätze	315
	Kriterien	naturwissenschaftliche Kenntnisse (Eignungstest), persönliche Motivation (Motivationsschreiben und Auswahlgespräche)
	Infos	www.lumc.nl/org/studentenportaal/geneeskunde/decentrale-selectie-geneeskunde/
	Fragen	decentraleselectieGNK@lumc.nl
Universität Maastricht	Studienplätze	311
	Kriterien	gute Englischkenntnisse erforderlich, kognitive und naturwissenschaftliche Kenntnisse (Eignungstest), persönliche Motivation (Motivationsschreiben)
	Infos	www.maastrichtuniversity.nl
	Fragen	study@maastrichtuniversity.nl
	Besonderes	Die Uni Maastricht bietet auch einen englischsprachigen Bachelorstudiengang Medizin an (International Track Medicine, ITM)

Tabelle 55: Fortsetzung

Universität Utrecht	Studien-plätze	344
	Kriterien	gute Englischkenntnisse erforderlich, Auswahltest (naturwissenschaftliche Kenntnisse und Kommunikationsfähigkeit), persönliche Motivation
	Infos	www.uu.nl/bachelors/bachelor/geneeskunde/toelating
	Fragen	toelating@umcutrecht.nl
Universiteit van Amsterdam	Studien-plätze	350
	Kriterien	Auswahltest (naturwissenschaftliche Kenntnisse), persönliche Motivation (Lebenslauf, Vortrag, Auswahlgespräche)
	Infos	https://www.amc.nl/web/Onderwijs.htm
	Fragen	Kontaktformular auf der Website nutzen!
Vrije Universiteit Amsterdam	Studien-plätze	350
	Kriterien	Auswahltest (naturwissenschaftliche Kenntnisse und kognitive Fähigkeiten), persönliche Motivation, naturwissenschaftliche Vorkenntnisse
	Infos	http://www.med.vu.nl/
	Fragen	geneeskundestuderen@vumc.nl
Universität Groningen	Studien-plätze	410
	Kriterien	Auswahltest (naturwissenschaftliche Kenntnisse und kognitive Fähigkeiten), persönliche Motivation, naturwissenschaftliche Vorkenntnisse
	Infos	http://www.rug.nl/umcg/education/medicine/
	Fragen	decentrale.selectie.geneeskunde@umcg.nl

> **Wichtig zu wissen:**
>
> Bist du einmal von einer niederländischen Hochschule nicht zugelassen worden, kannst du dich im Folgejahr nicht noch einmal bewerben, sondern musst eine andere Uni für deine Bewerbung wählen.

CCVX-Examen

Die CCVX (Centrale Commissies Voortentamen) ist ein Kooperationsprojekt der niederländischen Universitäten. Das CCVX-Examen soll prüfen, ob in den Fächern Biologie, Chemie, Mathematik und Physik ausreichende Kenntnisse für das Medizinstudium (oder andere naturwissenschaftliche Fächer) vorhanden sind.

Die Tests finden dreimal im Jahr statt. Erfolgreiche Teilnehmer erhalten ein Zertifikat in Niederländisch („testimonium"), das dann drei Jahre gültig ist. Die Tests können nur in niederländischer Sprache absolviert werden, einsprachige Wörterbücher sind in der Prüfung erlaubt. Ausländische Bewerber können eine Zeitzugabe von 30 Minuten zusätzlich zu den 3 Stunden Bearbeitungszeit beantragen. Dieser Antrag muss, ebenso wie die Bewerbung/Anmeldung zum Test selbst, mindestens vier Wochen vor dem Testzeitpunkt erfolgen.

Die Tests sind vom Schwierigkeitsgrad her den regulären Abschlussexamen der niederländischen Gymnasien nachempfunden – entsprechen also ungefähr einer Abiturprüfung im jeweiligen Fach.

Die Testinhalte zu den einzelnen Fächern und die Testtermine findest du auf der Internetseite www.ccvx.nl. Die Teilnahmegebühr für ein Examen beträgt 91 €.

Die Vorbereitung zum CCVX-Examen kannst du natürlich zu Hause mit Hilfe von Oberstufenmaterial selbst durchführen. Ebenso kannst du VHS-Kurse und andere Abiturvorbereitungskurse in deiner Heimatstadt belegen. Das Rheinische Bildungszentrum in Köln bietet dazu auch viermonatige kostenpflichtige Vorsemester Medizin sowie Intensivkurse in Physik, in Chemie und auch Niederländischkurse an. Infos unter www.rbz-koeln.de/

6.10 Belgien

In Belgien gibt es eine gute Auswahl an Universitäten, die Medizinstudiengänge anbieten. Im internationalen Ranking rangieren diese ähnlich hoch wie die deutschen Studiengänge. Und das, obwohl es keinen NC gibt! Aber Achtung, die meisten Hochschulen führen ein eigenes Auswahlverfahren durch, über das du dich auf jeden Fall eingehend informieren solltest. Aber auch, wenn du bereits angenommen bist, solltest du nicht denken, dass du den Abschluss praktisch schon in der Tasche hast. Durch den Verzicht auf den NC bleibt natürlich zumindest ein Schritt der „Vorauswahl" der Medizin-Anfänger aus, aber dafür sind die Abschlussprüfungen am Ende des ersten Jahres, bei manchen Universitäten auch erst am Ende des zweiten Jahrs, extra dafür konzipiert, die Spreu vom Weizen zu trennen: Wer sich nicht gut vorbereitet und viel Zeit zum Lernen aufwendet, fliegt hier raus.

Die Studiengebühren von 500 bis 800 Euro pro Jahr sind mit denen in Deutschland zu vergleichen. Belgien nutzt außerdem das Bachelor-Master-System auch für Medizin-Studiengänge.

Voraussetzung für die Bewerbung

Das erfolgreich abgeschlossene Abitur genügt grundsätzlich als Qualifikation, um zum Medizinstudium in Belgien zugelassen zu werden. Dazu kommt aber die Notwendigkeit von Sprachkenntnissen, je nachdem, an welcher Uni du studieren willst. Am häufigsten wird Französisch benötigt, an manchen Unis auch Niederländisch.

Bewerbung in Belgien

In Belgien wird das Medizinstudium an folgenden Universitäten angeboten:

- Universeté de Namur (Französisch)
- Universeté catholique de Louvain (Französisch)
- Universeté de Liége (Französisch)
- Universeté de Mons (Französisch)
- Universiteit Gent (Niederländisch)
- Katholike Universiteit Leuven (Niederländisch)
- University of Antwerp (Niederländisch)

6.11 Ungarn

Mittlerweile erfreuen sich die medizinischen Studiengänge in Ungarn einer großen Nachfrage. Somit ist auch klar, dass nicht wenige Bewerber auch in Ungarn eine Absage erhalten. Insbesondere an der Semmelweis Universität in Budapest ist die Konkurrenz groß. Bei der Auswahl spielen die Abiturnote und die naturwissenschaftlichen Kenntnisse eine wichtige Rolle (vgl. Abbildung 3 und Tabelle 56).

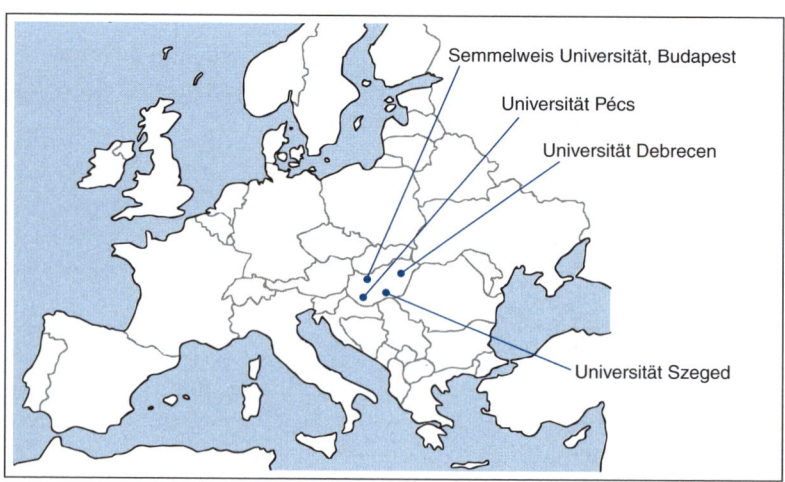

Abbildung 3: Studienstandorte in Ungarn

Tabelle 56: Überblick über Medizinstudiengänge in Ungarn

Name	Semmelweis Universität
Studiengang	Humanmedizin (deutschsprachig)
Ort	Budapest
Einwohner	1.730.000 (Studenten: 150.000)
Bewerbungsfrist	31. Mai des Jahres
Studienstart	September
Aufnahme-voraussetzungen	Abitur
Unterlagen	Anmeldeformular, Passbild, Abiturzeugnis, tabellarischer Lebenslauf, Motivationsschreiben, Gesundheitszeugnis, Kopie des Reisepasses, Nachweise über eventuell bereits absolvierte Krankenhaus-Praktika, Beleg über die Bezahlung der Bewerbungsgebühren
Aufnahme-verfahren	Auswahl anhand der vorliegenden Bewerbungsunterlagen. Bevorzugt werden sehr gute Leistungen/erhöhtes Niveau in den naturwissenschaftlichen Fächern. Darüber hinaus sind naturwissenschaftliche Vorstudien und berufspraktische Erfahrungen hilfreich.
Studiengebühren	ca. 14.400 € pro Jahr
Link zum Studiengang	www.semmelweis-medizinstudium.org/
Besonderheit	Für den klinischen Abschnitt besteht eine Kooperation mit den Asklepios-Kliniken in Hamburg (vgl. S. 124)
Name	Universität Pécs
Studiengang	Humanmedizin (deutschsprachig)
Ort	Pécs
Einwohner	160.000 (Studenten: 27.000)

Tabelle 56: Fortsetzung

Bewerbungsfrist	30. Juni des Jahres
Studienstart	September
Aufnahme-voraussetzungen	Abitur; bevorzugt naturwissenschaftliche Fächer (Chemie, Biologie, Physik, Mathematik) als Leistungskurs
Unterlagen	Bewerbungsformular, Passfoto, Kopie des Reisepasses, Abiturzeugnis, Lebenslauf, Nachweis über Bezahlung der Bewerbungsgebühr
Aufnahme-verfahren	Auswahl anhand der vorliegenden Bewerbungsunterlagen. Bevorzugt werden sehr gute Leistungen und ein erhöhtes Niveau (Leistungskurs) in den naturwissenschaftlichen Fächern (Chemie, Biologie, Physik, Mathematik). Darüber hinaus sind naturwissenschaftliche Vorstudien und berufspraktische Erfahrungen im medizinischen Sektor hilfreich.
Studiengebühren	ca. 14.400 € pro Jahr
Link zum Studiengang	http://aok.pte.hu/index.php?&nyelv=ger
Besonderheit	Die Universität Pécs kooperiert mit dem evangelischen Krankenhaus Bielefeld für Teile des klinischen Abschnittes. Es gibt auch einen englischsprachigen Medizinstudiengang.
Name	Universität Szeged
Studiengang	Humanmedizin (deutschsprachig)
Ort	Szeged
Einwohner	170.000 (Studenten: 30.000)
Bewerbungsfrist	31. Mai des Jahres
Studienstart	September
Aufnahme-voraussetzungen	Abitur; bevorzugt naturwissenschaftliche Fächer (Chemie, Biologie, Physik, Mathematik) als Leistungskurs

Tabelle 56: Fortsetzung

Unterlagen	Bewerbungsformular, Abiturzeugnis, Lebenslauf, 3 Passfotos, Gesundheitszeugnis, Nachweis über die Bezahlung der Bewerbungsgebühr, Passfoto, Englischnachweis
Aufnahmeverfahren	Auswahl anhand der vorliegenden Bewerbungsunterlagen. Bevorzugt werden sehr gute Leistungen und ein erhöhtes Niveau (Leistungskurs) in den naturwissenschaftlichen Fächern (Chemie, Biologie, Physik, Mathematik). Darüber hinaus sind naturwissenschaftliche Vorstudien und berufspraktische Erfahrungen im medizinischen Sektor hilfreich.
Studiengebühren	ca. 13.800 € pro Jahr
Link zum Studiengang	http://szegedmed.hu/de/
Besonderheit	Die Universität Szeged bietet nur für die ersten zwei Jahre (Vorklinik) ein deutschsprachiges Programm an. Es gibt auch einen englischsprachigen Medizinstudiengang.
Name	**Universität Debrecen**
Studiengang	Humanmedizin (englischsprachig)
Ort	Debrecen
Einwohner	208.000 (Studenten: 25.000)
Bewerbungsfrist	31. Mai des Jahres für Studienstart September und 30. November für den Studienstart im Januar
Studienstart	September
Aufnahmevoraussetzungen	Abitur; Bestehen der Aufnahmeprüfung
Unterlagen	Bewerbungsformular, Abiturzeugnis, Gesundheitszeugnis, finanzieller Nachweis, Lebenslauf, Kopie des Reisepasses, 1 Passfoto
Aufnahmeverfahren	Schriftliche Aufnahmeprüfung mit Schwerpunkten in Biologie, Chemie und Physik und mündliche Prüfung mit Schwerpunkten Biologie und Physik oder Chemie

Tabelle 56: Fortsetzung

Studiengebühren	ca. 15.000 € pro Jahr
Link zum Studiengang	http://edu.dote.hu/index.php?option=com_content &task=view&id=109&Itemid=67

6.12 Polen

In Polen kommen 11 Universitäten für ein Medizinstudium in Frage (vgl. Abbildung 4 und Tabelle 57).

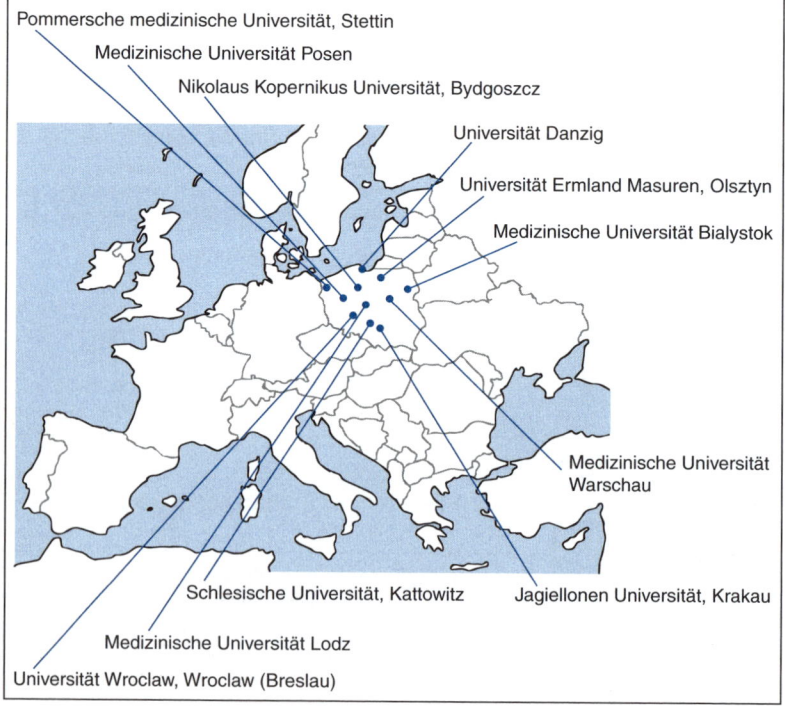

Abbildung 4: Medizinstudiengänge in Polen

Tabelle 57: Überblick über Medizinstudiengänge in Polen

Name	Universität Wroclaw
Studiengang	Humanmedizin (englischsprachig)
Ort	Wroclaw (Breslau)
Einwohner	630.000 (Studenten 141.000)
Bewerbungs-fristen	25. Juli des jeweiligen Jahres
Aufnahme-voraussetzungen	Abitur, vorteilhaft sind Abiturprüfungen in Biologie, Chemie und Physik
Unterlagen	Bewerbungsformular, beglaubigtes und übersetztes Abiturzeugnis (Englisch oder Polnisch), Kopie des Ausweises, 4 Passfotos, Nachweis ausreichender Englischkenntnisse (z. B. TOEFL) und Gesundheitszeugnis
Aufnahme-verfahren	Auswahl der Bewerber nach Unterlagen
Studiengebühren	ca. 11.000 € pro Jahr
Link zum Studiengang	www.ed.umed.wroc.pl/aktualnosci-ed
Name	Nikolaus Kopernikus Universität
Studiengang	Humanmedizin (englischsprachig)
Ort	Bydgoszcz
Einwohner	360.000 (Studenten 14.000)
Bewerbungs-fristen	Mai des jeweiligen Jahres
Aufnahme-voraussetzungen	Englischnachweis (z. B. TOEFL), Abitur, Chemie und Biologie oder Physik in der Oberstufe
Unterlagen	Bewerbungsformular, Abiturzeugnis, Englischnachweis (z. B. TOEFL), Gesundheitszeugnis, Kopie des Reisepasses, 4 Passfotos, Impfnachweise, weitere sonstige Formulare

Tabelle 57: Fortsetzung

Aufnahme-verfahren	Aufnahmetest und Interview
Studiengebühren	ca. 12.300 € pro Jahr
Link zum Studiengang	www.cm.umk.pl/en/studiesen/medicine.html
Name	**Medizinische Universität Bialystok**
Studiengang	Humanmedizin (englischsprachig)
Ort	Bialystok
Einwohner	300.000 (Studenten 50.000)
Bewerbungs-fristen	Bitte im Frühjahr des jeweiligen Jahres informieren
Aufnahme-voraussetzungen	Englischnachweis (z.B. TOEFL), Abitur, Chemie mind. 2 Jahre in Oberstufe und Physik, Biologie und Mathematik mind. 1 Jahr in Oberstufe
Unterlagen	Bewerbungsformular, amtlich beglaubigtes Abiturzeugnis, Englischnachweis (z.B. TOEFL), Gesundheitszeugnis, Kopie des Ausweises/Reisepasses, 2 Passfotos, weitere sonstige Formulare
Aufnahme-verfahren	Aufnahmetest und Interview
Studiengebühren	ca. 9.500 € pro Jahr
Link zum Studiengang	www.umb.edu.pl/en/index.php
Name	**Universität Ermland Masuren**
Studiengang	Humanmedizin (englischsprachig)
Ort	Olsztyn
Einwohner	180.000 (Studenten 30.000)
Bewerbungs-fristen	12.06.2014

Tabelle 57: Fortsetzung

Aufnahme-voraussetzungen	Englischnachweis (z. B. TOEFL), Abitur
Unterlagen	Bewerbungsformular, Abiturzeugnis, Englisch-nachweis (z. B. TOEFL), Gesundheitszeugnis, Kopie des Reisepasses, 4 Passfotos, CD mit einem Passfoto, Nachweis über die Zahlung der Bewerbungsgebühr, weitere sonstige Formulare
Aufnahme-verfahren	Aufnahmetest
Studiengebühren	ca. 10.800 € pro Jahr
Link zum Studiengang	www.uwm.edu.pl/wnm/en/
Name	**Pommersche medizinische Universität**
Studiengang	Humanmedizin (deutsch- und englischsprachig)
Ort	Stettin
Einwohner	409.000 (Studenten 60.000)
Bewerbungs-fristen	31. Juli des Jahres für den englischsprachigen Studiengang
Aufnahme-voraussetzungen	Abitur, mind. 2 Jahre Chemie & mind. 1 Jahr Bio-logie oder Physik
Unterlagen	Bewerbungsformular, beglaubigtes Abiturzeugnis (Deutsch und Englisch), Schulabschluss-Nach-weis (Formular), Gesundheitszeugnis, Geburtsur-kunde, Kopie des Reisepasses, 6 Passfotos, Nachweis über bestehende Krankenversicherung
Aufnahme-verfahren	Auswahl der Bewerber nach Unterlagen
Studiengebühren	ca. 10.000 € pro Jahr
Link zum Studiengang	www.pum.edu.pl/english/programs-in-english-language

Tabelle 57: Fortsetzung

Name	Medizinische Universität Warschau
Studiengang	Humanmedizin (englischsprachig)
Ort	Warschau
Einwohner	1.715.000 (Studenten 150.000)
WG-Zimmer	ca. 300 € pro Zimmer
Bewerbungs-fristen	30. April des Jahres für den Aufnahmetest
Aufnahme-voraussetzungen	Abitur; die Kandidaten werden nach ihrem Abschneiden im Aufnahmetest bewertet
Unterlagen	Bewerbungsformular, Kopie des Reisepasses, Nachweis über die Bezahlung der Bewerbungsgebühren, Abiturzeugnis, 4 Passfotos, Gesundheitszeugnis
Aufnahme-verfahren	online-Bewerbung zum Aufnahmetest (Themen: Biologie, Chemie, Physik) und anschließende Auswahl durch die Universität
Studiengebühren	ca. 11.000 € pro Jahr
Link zum Studiengang	https://2wl.wum.edu.pl/en/english-division/about-english-division
Name	Medizinische Universität Lodz
Studiengang	Humanmedizin (englischsprachig)
Ort	Lodz
Einwohner	720.000 (Studenten 70.000)
Bewerbungs-fristen	keine Angabe
Aufnahme-voraussetzungen	Abitur; überdurchschnittliche Leistungen in Chemie, Biologie und Physik oder Mathematik in der Oberstufe; Englischnachweis (z. B. TOEFL)

Tabelle 57: Fortsetzung

Unterlagen	Bewerbungsformular, Abiturzeugnis, Englischnachweis (z. B. TOEFL), Gesundheitszeugnis, Kopie des Reisepasses, 2 Passfotos, polizeiliches Führungszeugnis
Aufnahmeverfahren	Nach erfolgreicher Bewerbung folgt ein Skype-Interview, bei dem Fachwissen, Motivation und psychologische Befähigung fürs Medizinstudium abgefragt werden.
Studiengebühren	ca. 11.000 € pro Jahr
Link zum Studiengang	http://studymed.umed.pl/6-year-md-program/
Name	**Jagiellonen Universität**
Studiengang	Humanmedizin (englischsprachig)
Ort	Krakau
Einwohner	760.000 (Studenten 160.000)
Bewerbungsfristen	Anfang Mai des jeweiligen Jahres
Aufnahmevoraussetzungen	Englischnachweis (z. B. TOEFL), Abitur, Chemie und Biologie oder Physik in der Oberstufe
Unterlagen	Bewerbungsformular, Motivationsschreiben, Abiturzeugnis, Englischnachweis (z. B. TOEFL), Gesundheitszeugnis, Kopie des Reisepasses, 4 Passfotos, Impfnachweise, Visumsnachweis, Versicherungsnachweis, Kopie der Geburtsurkunde, weitere sonstige Formulare
Aufnahmeverfahren	Aufnahmetest
Studiengebühren	ca. 11.000 € pro Jahr
Link zum Studiengang	www.medschool.uj.edu.pl/prospective/md-school

Tabelle 57: Fortsetzung

Name	Schlesische Universität
Studiengang	Humanmedizin (englischsprachig)
Ort	Kattowitz
Einwohner	310.000 (Studenten 100.000)
Bewerbungsfristen	September des jeweiligen Jahres (Eingang der Unterlagen)
Aufnahmevoraussetzungen	Ablegen der Zulassungsprüfung
Unterlagen	Abiturzeugnis, Bewerbungsformular, Kopie des Reisepasses, 3 Passfotos, Kopie der Geburtsurkunde, Gesundheitszeugnis, Englischnachweis (z. B. TOEFL), Nachweis über Bezahlung der Bewerbungsgebühr
Aufnahmeverfahren	Zulassungsprüfung
Studiengebühren	ca. 10.000 € pro Jahr
Link zum Studiengang	http://smk.sum.edu.pl/index.php?option=com_ content& view=article&id=31&Itemid=16
Name	Universität Danzig
Studiengang	Humanmedizin (englischsprachig)
Ort	Danzig
Einwohner	460.000 (Studenten 60.000)
WG-Zimmer	ca. 250 € pro Zimmer, Studentenwohnheim 100 €
Bewerbungsfristen	Mai des jeweiligen Jahres
Aufnahmevoraussetzungen	Englischnachweis (z. B. TOEFL), Abitur, Chemie und Biologie oder Physik in der Oberstufe

Tabelle 57: Fortsetzung

Unterlagen	Bewerbungsformular, Abiturzeugnis, Polnisch-nachweis, Gesundheitszeugnis, Kopie des Reisepasses, 2 Passfotos, Impfnachweise, Visumsnachweis, Kopie der Geburtsurkunde, weitere sonstige Formulare
Aufnahme-verfahren	Aufnahmetest und Interview
Studiengebühren	ca. 9.600 € pro Jahr
Link zum Studiengang	www.gumed.edu.pl/
Name	**Medizinische Universität Posen**
Studiengang	Humanmedizin (englischsprachig)
Ort	Posen
Einwohner	550.000 (Studenten 47.000)
Bewerbungs-fristen	31. Juli 2014
Aufnahme-voraussetzungen	Englischnachweis (z. B. TOEFL), Abitur, Chemie und Biologie oder Physik in der Oberstufe
Unterlagen	Bewerbungsformular, 2 Empfehlungsschreiben der Schule, Abiturzeugnis, Englischnachweis (z. B. TOEFL), SAT-Test, Gesundheitszeugnis, Kopie des Reisepasses, 3 Passfotos, Impfnachweise, Visumsnachweis, weitere sonstige Formulare
Aufnahme-verfahren	Aufnahmegespräch
Studiengebühren	ca. 12.500 € pro Jahr
Link zum Studiengang	https://pums.ump.edu.pl/programs/6-year-m-d-program/

6.13 Tschechien

Medizin kann in Tschechien an 7 Standorten studiert werden (vgl. Abbildung 5 und Tabelle 58).

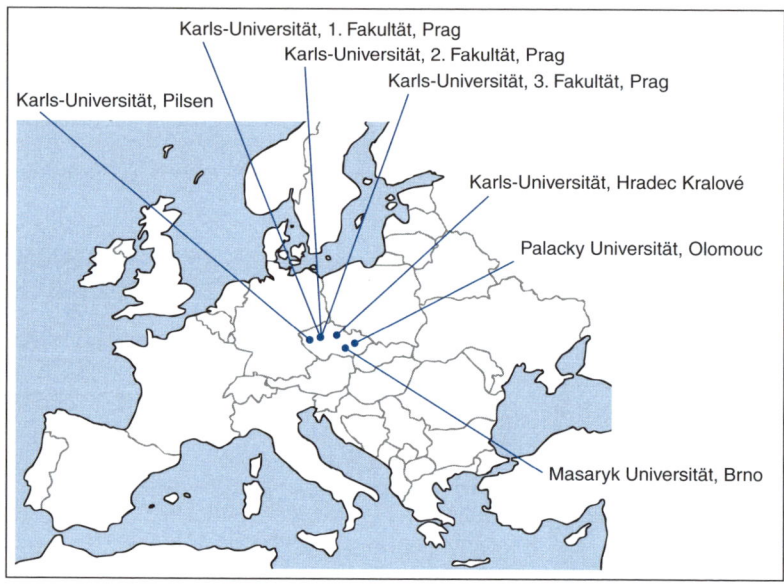

Abbildung 5: Medizinstudiengänge in Tschechien

Tabelle 58: Überblick über Medizinstudiengänge in Tschechien

Name	Karls-Universität, 1. Fakultät
Studiengang	Humanmedizin (englischsprachig)
Ort	Prag
Einwohner	1.250.000 (Studenten 120.000)
Bewerbungs-fristen	meist im Mai
Studienstart	September

Tabelle 58: Fortsetzung

Aufnahme-voraussetzungen	Abitur und Aufnahmeprüfung
Unterlagen	Bewerbungsformular
Aufnahme-verfahren	Zulassungsprüfung mit den Schwerpunkten Mathematik, Chemie, Biologie und Physik. Bei Bestehen folgt ein Interview.
Studiengebühren	ca. 12.200 € pro Jahr
Link zum Studiengang	www.lf1.cuni.cz/en
Name	**Karls-University, 2. Fakultät**
Studiengang	Humanmedizin (englischsprachig)
Ort	Prag
Einwohner	1.250.000 (Studenten 120.000)
Bewerbungs-fristen	meist im Mai
Studienstart	September
Aufnahme-voraussetzungen	Abitur und Aufnahmeprüfung
Unterlagen	Bewerbungsformular, Krankenversicherung, Medizinisches Gutachten, Personalausweis/Reisepass, Beglaubigtes englisches Abiturzeugnis
Aufnahme-verfahren	Zulassungsprüfung mit den Schwerpunkten Mathematik, Chemie, Biologie und Physik. Bei Bestehen folgt ein Interview.
Studiengebühren	ca. 10.400 € pro Jahr
Link zum Studiengang	www.lf2.cuni.cz/Studium/pr/general.htm
Name	**Karls-University, 3. Fakultät**
Studiengang	Humanmedizin (englischsprachig)

Tabelle 58: Fortsetzung

Ort	Prag
Einwohner	1.250.000 (Studenten 120.000)
WG-Zimmer	ca. 350 € pro Zimmer
Bewerbungs-fristen	meist im Mai
Studienstart	Oktober
Aufnahme-voraussetzungen	Abitur und Aufnahmeprüfung
Unterlagen	Bewerbungsformular, amtlich beglaubigtes und übersetztes Abiturzeugnis, Zwei Passfotos, Kopie des Personalausweises/Reisepasses
Aufnahme-verfahren	Auswahl-Test (Chemie, Biologie und Physik oder Mathematik), Auswahlgespräch
Studiengebühren	ca. 12.200 € pro Jahr
Link zum Studiengang	www.lf3.cuni.cz/en/index.html
Name	**Karls-Universität, Hradec Kralové**
Studiengang	Humanmedizin (englischsprachig)
Ort	Hradec Kralové
Einwohner	90.000 (Studenten 8.500)
Bewerbungs-fristen	meist im Mai
Aufnahme-voraussetzungen	Abitur, Aufnahmeprüfung und Auswahlgespräch
Unterlagen	Bewerbungsformular, vom Bildungsministerium beglaubigtes Abiturszeugnis, Gesundheitszeug-nis
Aufnahme-verfahren	Multiple Choice-Test (Chemie, Biologie, Physik oder Mathematik), Auswahlgespräch

Tabelle 58: Fortsetzung

Studiengebühren	ca. 11.500 € pro Jahr
Link zum Studiengang	www.lfhk.cuni.cz/
Name	**Karls-Universität, Pilsen**
Studiengang	Humanmedizin (englischsprachig)
Ort	Pilsen
Einwohner	170.000
Bewerbungs-fristen	meist im Mai
Studienstart	September
Aufnahme-voraussetzungen	Abitur und Aufnahmeprüfung
Unterlagen	Bewerbungsformular, Abiturzeugnis
Aufnahme-verfahren	Zulassungsprüfung mit den Schwerpunkten Chemie, Biologie und Physik.
Bewerbungsinfos	www.lf1.cuni.cz/en/information-for-applicants?f=for-applicants
Studiengebühren	ca. 9.600 € pro Jahr
Link zum Studiengang	www.lfp.cuni.cz/default.aspx
Name	**Masaryk Universität**
Studiengang	Humanmedizin (englischsprachig)
Ort	Brno
Einwohner	380.000 (Studenten 60.000)
Bewerbungs-fristen	30. April des Jahres
Studienstart	September

Tabelle 58: Fortsetzung

Aufnahme-voraussetzungen	Abitur, Bestehen der Aufnahmeprüfung
Unterlagen	Bewerbungsformular, Englischnachweis (z. B. TOEFL)
Aufnahme-verfahren	Aufnahmeprüfung mit den Schwerpunkten Chemie und Biologie und Physik oder Mathe
Studiengebühren	ca. 9.200 € pro Jahr
Link zum Studiengang	www.med.muni.cz/index.php?id=1
Name	**Palacky Universität**
Studiengang	Humanmedizin (englischsprachig)
Ort	Olomouc
Einwohner	100.000 (Studenten 25.000)
Bewerbungs-fristen	mind. 3 Wochen vor dem gewünschten Aufnahmeprüfungs-Termin
Studienstart	September
Aufnahme-voraussetzungen	Abitur, bestandene Aufnahmeprüfung, bestandenes Interview
Unterlagen	Bewerbungsformular, Abiturzeugnis, Lebenslauf, Motivationsschreiben, 2 Passfotos, Kopie des Reisepasses, Nachweis über die Bezahlung der Bewerbungsgebühr
Aufnahme-verfahren	Aufnahmeprüfung mit den Schwerpunkten Biologie, Chemie, Physik und Mathematik. Es folgt ein Interview zur Motivation und dem akademischen Hintergrund des Bewerbers
Studiengebühren	ca. 10.000 € pro Jahr
Link zum Studiengang	www.medicineinolomouc.com/

6.14 Kroatien

In Zagreb und Split gibt es die Möglichkeit, in Kroatien Medizin zu studieren (vgl. Abbildung 6 und Tabelle 59).

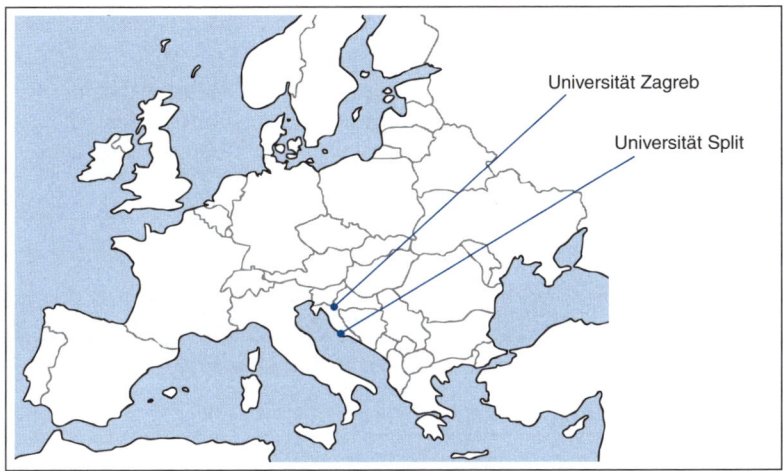

Universität Zagreb

Universität Split

Abbildung 6: Medizinstudiengänge in Kroatien

Tabelle 59: Überblick über Medizinstudiengänge in Kroatien

Name	Universität Zagreb
Studiengang	Humanmedizin (englischsprachig)
Ort	Zagreb
Einwohner	790.000 (Studenten 60.000)
Bewerbungs-fristen	Ende Juni des Jahres
Studienstart	September
Aufnahme-voraussetzungen	Abitur, Aufnahmeprüfung, Englischnachweis (z. B. TOEFL)

Tabelle 59: Fortsetzung

Unterlagen	Bewerbungsformular, Abiturzeugnis, Lebenslauf, 2 Passfotos, Nachweis über Zahlung der Bewerbungsgebühr, Gesundheitszeugnis, Kopie des Reisepasses, Kopie der Geburtsurkunde, finanzielle Nachweise der Bank, Englischnachweis (z. B. TOEFL)
Aufnahmeverfahren	Prüfung der Abiturnoten der Fächer Biologie, Chemie und Physik und Aufnahmeprüfung mit Schwerpunkten in Biologie, Chemie und Physik
Studiengebühren	ca. 7.000 € pro Jahr
Link zum Studiengang	http://mse.mef.unizg.hr/
Name	**Universität Split**
Studiengang	Humanmedizin (englischsprachig)
Ort	Split
Einwohner	180.000 (Studenten 25.000)
Bewerbungsfristen	1. Juli des Jahres
Studienstart	September
Aufnahmevoraussetzungen	Abitur
Unterlagen	Bewerbungsformular, Kopie des Reisepasses, Geburtsurkunde, 2 Passfotos, Abiturzeugnis, Englischnachweis (z. B. TOEFL), Lebenslauf, Motivationsschreiben, finanzielle Nachweise der Bank, Nachweis über Bezahlung der Bewerbungsgebühren
Aufnahmeverfahren	Auswahl auf Basis der Unterlagen
Studiengebühren	ca. 7.000 € pro Jahr
Link zum Studiengang	www.mefst.hr/default.aspx?id=47

6.15　Lettland, Litauen und Estland

In den drei baltischen Staaten gibt es 5 Standorte, an denen ein Medizinstudium begonnen werden kann (vgl. Abbildung 7 und Tabelle 60).

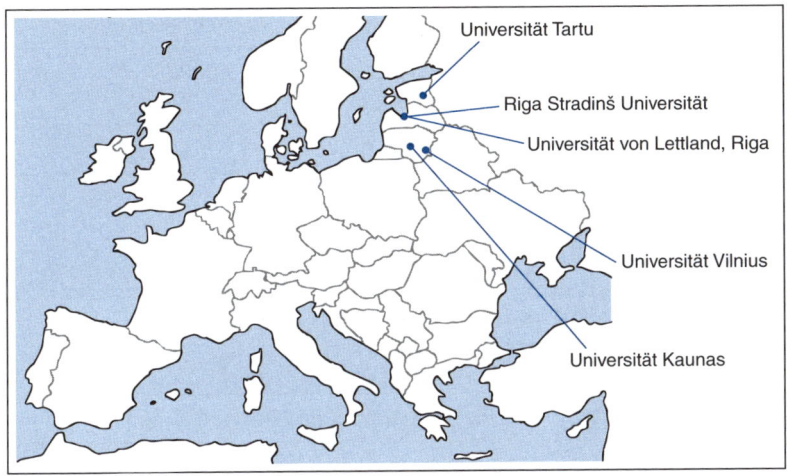

Abbildung 7: Medizinstudiengänge in Lettland, Litauen und Estland

Tabelle 60: Überblick über Medizinstudiengänge in Lettland, Litauen und Estland

Name	Riga Stradinš Universität
Studiengang	Humanmedizin (englischsprachig)
Ort	Riga (Lettland)
Einwohner	700.000 (Studenten 55.000)
Bewerbungsfristen	Anfang Juli bzw. Ende November des Jahre (je nach Studienbeginn)
Studienstart	September und Februar
Aufnahmevoraussetzungen	Abitur

Tabelle 60: Fortsetzung

Unterlagen	Bewerbungsformular, Abiturzeugnis, 2 Empfehlungsschreiben, Motivationsschreiben, Gesundheitszeugnis, Kopie des Reisepasses, Englischnachweis (z. B. TOEFL), 8 Passfotos, Nachweis über die Bezahlung der Bewerbungsgebühren
Aufnahmeverfahren	Auswahl auf Basis der Unterlagen
Studiengebühren	ca. 10.000 € pro Jahr
Link zum Studiengang	www.rsu.lv/eng/
Name	**Universität von Lettland**
Studiengang	Humanmedizin (englischsprachig)
Ort	Riga (Lettland)
Einwohner	700.000 (Studenten 55.000)
Bewerbungsfristen	15. Juli des Jahres
Studienstart	September
Aufnahmevoraussetzungen	Abitur, Englischnachweis (z. B. TOEFL), Noten in Biologie, Chemie und Physik
Unterlagen	Abiturzeugnis, Englischnachweis (z. B. TOEFL), Kopie des Reisepasses, Bewerbungsformular, 1 Passfoto, Nachweis über die Bezahlung der Bewerbungsgebühr, Gesundheitszeugnis
Aufnahmeverfahren	Auswahl auf Basis der Unterlagen
Studiengebühren	ca. 8.500 € pro Jahr
Link zum Studiengang	www.lu.lv/eng/istudents/degree/study/medicine/
Name	**Universität Vilnius**
Studiengang	Humanmedizin (englischsprachig)

Tabelle 60: Fortsetzung

Ort	Vilnius (Litauen)
Einwohner	ca. 537.000 (Studenten ca. 60.000)
Bewerbungs-fristen	30. Juni des Jahres
Studienstart	September
Aufnahme-voraussetzungen	Abitur, Oberstufenkurse in Biologie und Chemie und Bestehen der Aufnahmeprüfung
Unterlagen	Bewerbungsformular, Abiturzeugnis, Englischnachweis (z. B. TOEFL), Motivationsschreiben, Empfehlungsschreiben, Kopie des Reisepasses, Nachweis über die Bezahlung der Bewerbungsgebühren
Aufnahme-verfahren	Aufnahmeprüfung mit den Schwerpunkten Biologie und Chemie
Studiengebühren	ca. 8.500 € pro Jahr
Link zum Studiengang	www.vu.lt/en/
Name	**Universität Kaunas**
Studiengang	Humanmedizin (englischsprachig)
Ort	Kaunas (Litauen)
Einwohner	350.000 (Studenten 30.000)
Bewerbungs-fristen	1. August des Jahres
Studienstart	September
Aufnahme-voraussetzungen	Abitur, Oberstufenkurse in Biologie (Chemie) und Bestehen der Aufnahmeprüfung
Unterlagen	Bewerbungsformular, Abiturzeugnis, Englischnachweis (z. B. TOEFL), Lebenslauf, Kopie des Reisepasses, Gesundheitszeugnis, 3 Passfotos, Nachweis über die Bezahlung der Bewerbungsgebühren

Tabelle 60: Fortsetzung

Aufnahme- verfahren	Aufnahmeprüfung mit den Schwerpunkten Biolo- gie und Chemie
Studiengebühren	ca. 10.000 € pro Jahr
Link zum Studiengang	www.lsmuni.lt/en/
Name	Universität Tartu
Studiengang	Humanmedizin (englischsprachig)
Ort	Tartu (Estland)
Einwohner	98.500 (Studenten 18.000)
Bewerbungs- fristen	16.April 2014
Studienstart	September
Aufnahme- voraussetzungen	Abitur, TOEFL, SAT Biologie
Unterlagen	Bewerbungsformular, Abiturzeugnis, Motiva- tionsschreiben, Kopie des Reisepasses, 3 Pass- fotos
Aufnahme- verfahren	Auswahl der Bewerber nach Unterlagen
Studiengebühren	ca. 11.000 € pro Jahr
Link zum Studiengang	www.ut.ee/en/welcome

6.16 Rumänien

In Rumänien kommen 8 Standorte für ein Medizinstudium in Frage (vgl. Abbildung 8 und Tabelle 61).

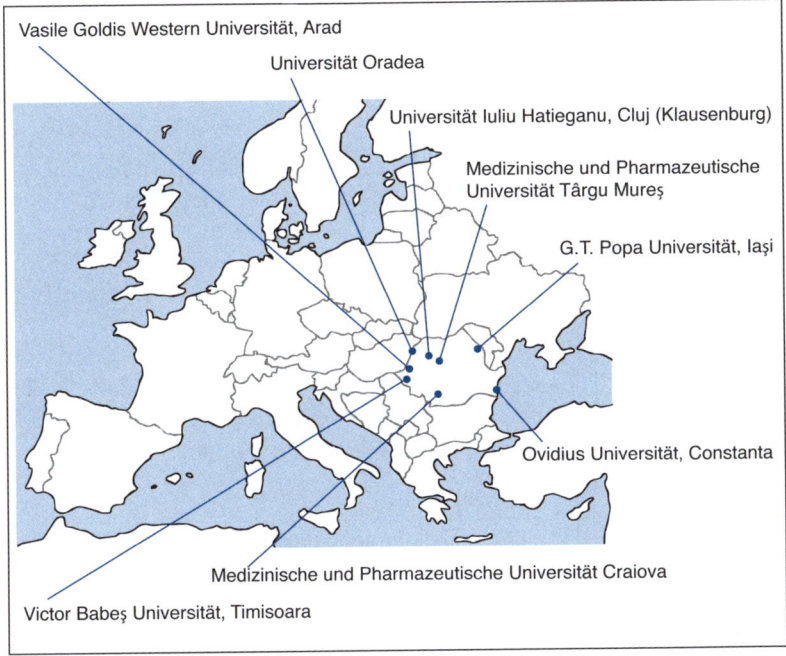

Abbildung 8: Medizinstudiengänge in Rumänien

Tabelle 61: Überblick über Medizinstudiengänge in Rumänien

Name	Universität Iuliu Hatieganu
Studiengang	Humanmedizin (englischsprachig)
Ort	Cluj (Klausenburg)
Einwohner	325.000 (Studenten 75.000)
Bewerbungsfristen	Ende Juli des Jahres

Tabelle 61: Fortsetzung

Studienstart	Oktober
Aufnahme-voraussetzungen	Abitur und weitere Leistungen (z. B. Erfahrung im medizinischen Bereich)
Unterlagen	Bewerbungsformular, Zeugnisse und Nachweise (ins rumänische übersetzt und beglaubigt), Lebenslauf, Motivationsschreiben, Nachweis über die Bezahlung der Bewerbungsgebühren, 6 Passfotos, Kopie des Reisepasses
Aufnahme-verfahren	Auswahl der Bewerber nach Unterlagen
Studiengebühren	ca. 5.000 € pro Jahr
Link zum Studiengang	www.medicina.umfcluj.ro/en/
Name	**Universität Oradea**
Studiengang	Humanmedizin (englischsprachig)
Ort	Oradea
Einwohner	196.000 (Studenten 35.000)
WG-Zimmer	ca. 150 € pro Zimmer
Bewerbungs-fristen	6–8 Monate vor gewünschtem Studienbeginn
Studienstart	Oktober
Aufnahme-voraussetzungen	Abitur, Volljährigkeit
Unterlagen	Bewerbungsformular, Abiturzeugnis, Kopie des Reisepasses, Kopie der Geburtsurkunde, Gesundheitszeugnis, 4 Passfotos, Motivations-schreiben
Aufnahme-verfahren	Auswahl auf Basis der Unterlagen
Studiengebühren	ca. 3.400 € pro Jahr

Tabelle 61: Fortsetzung

Link zum Studiengang	http://oradeauniversity.com/
Name	**Ovidius Universität**
Studiengang	Humanmedizin (englischsprachig)
Ort	Constanta
Einwohner	285.000 (Studenten 20.000)
Bewerbungsfristen	31. Juli des Jahres
Studienstart	Oktober
Aufnahmevoraussetzungen	Abitur, am besten mit den Schwerpunkten Biologie, Chemie, Physik, und/oder Mathematik
Unterlagen	Bewerbungsformular, Abiturzeugnis, Kopie des Reisepasses, Kopie der Geburtsurkunde, Gesundheitszeugnis, Passfotos,
Aufnahmeverfahren	Auswahl der Bewerber nach Unterlagen
Studiengebühren	ca. 4.000 € pro Jahr
Link zum Studiengang	http://admission.univ-ovidius.ro/
Name	**Victor Babeş Universität**
Studiengang	Humanmedizin (englischsprachig)
Ort	Timisoara
Einwohner	310.000 (Studenten 50.000)
Bewerbungsfristen	Anfang September des Jahres
Studienstart	Oktober
Aufnahmevoraussetzungen	Abitur, Bestehen der Aufnahmeprüfung

Tabelle 61: Fortsetzung

Unterlagen	Bewerbungsformular, Abiturzeugnis, Kopie der Geburtsurkunde, Kopie des Reisepasses, 6 Passfotos, Gesundheitszeugnis, Nachweis über die Bezahlung der Bewerbungsgebühr
Aufnahme-verfahren	Aufnahmeprüfung und Sprachtest
Studiengebühren	ca. 4.500 € pro Jahr
Link zum Studiengang	www.umft.eu/
Name	**G. T. Popa Universität**
Studiengang	Humanmedizin (englischsprachig)
Ort	Iaşi
Einwohner	280.000 (Studenten 25.000)
Bewerbungs-fristen	15. August des Jahres
Studienstart	Oktober
Aufnahme-voraussetzungen	Abitur
Unterlagen	Bewerbungsformular, Abiturzeugnis, Kopie des Reisepasses, Nachweis über die Bezahlung der Bewerbungsgebühren, Gesundheitszeugnis
Aufnahme-verfahren	Auswahl der Bewerber nach Unterlagen
Studiengebühren	ca. 5.000 € pro Jahr
Link zum Studiengang:	www.umfiasi.ro/Pages/Default.aspx
Name	**Medizinische und Pharmazeutische Universität Târgu Mureş**
Studiengang	Humanmedizin (englischsprachig)

Tabelle 61: Fortsetzung

Ort	Târgu Mureș
Einwohner	130.000 (Studenten 10.000)
Bewerbungs-fristen	Ende Juli
Studienstart	Oktober
Aufnahme-voraussetzungen	Abitur, Englisch-Zertifikat
Unterlagen	Bewerbungsformulare, 2 beglaubigte Kopien (+2 Übersetzungen), Kopie des der Geburtsurkunde (+1 beglaubigte Übersetzung), Gesundheitszeugnis, Impfpass, Krankenversicherungsnachweis, 2 Kopien des Reisepasses/ Personalausweises, Nachweis über die Bezahlung der Bewerbungsgebühren, Lebenslauf
Aufnahme-verfahren	Auswahlgespräch
Studiengebühren	ca. 5.000 € pro Jahr
Link zum Studiengang	www.umftgm.ro/enome.html
Name	**Vasile Goldis Western Universität**
Studiengang	Humanmedizin (englischsprachig)
Ort	Arad
Einwohner	160.000
Bewerbungs-fristen	Ende Juli
Studienstart	Oktober
Aufnahme-voraussetzungen	Abitur, Aufnahmetest

Tabelle 61: Fortsetzung

Unterlagen	Abiturzeugnis (+ beglaubigte Übersetzung), Kopie der Geburtsurkunde (+1 beglaubigte Übersetzung), 3 Fotos, Nachweis über die Bezahlung der Bewerbungsgebühren.
Aufnahme-verfahren	Aufnahmetest
Studiengebühren	ca. 3.800 € pro Jahr
Link zum Studiengang	www.uvvg.ro/en/
Name	**Medizinische und Pharmazeutische Universität Craiova**
Studiengang	Humanmedizin (englischsprachig)
Ort	Craiova
Einwohner	270.000 (Studenten 75.000)
Bewerbungs-fristen	Mitte Juli des Jahres
Studienstart	Oktober
Aufnahme-voraussetzungen	Abitur und weitere Leistungen (z. B. Erfahrung im medizinischen Bereich), Aufnahmetest
Unterlagen	Bewerbungsformular, Zeugnisse und Nachweise (ins rumänische übersetzt und beglaubigt), Lebenslauf, Motivationsschreiben, Nachweis über die Bezahlung der Bewerbungsgebühren, 4 Passfotos, Kopie des Reisepasses, Gesundheitszeugnis, Nachweis Englischtest (z. B. TOEFL)
Aufnahme-verfahren	Aufnahmetest
Studiengebühren	ca. 5.000 € pro Jahr
Link zum Studiengang	www.umfcv.ro/en/information

6.17 Slowakei

Die Slowakei bietet derzeit 4 Möglichkeiten an, Medizin zu studieren (vgl. Abbildung 9 und Tabelle 62).

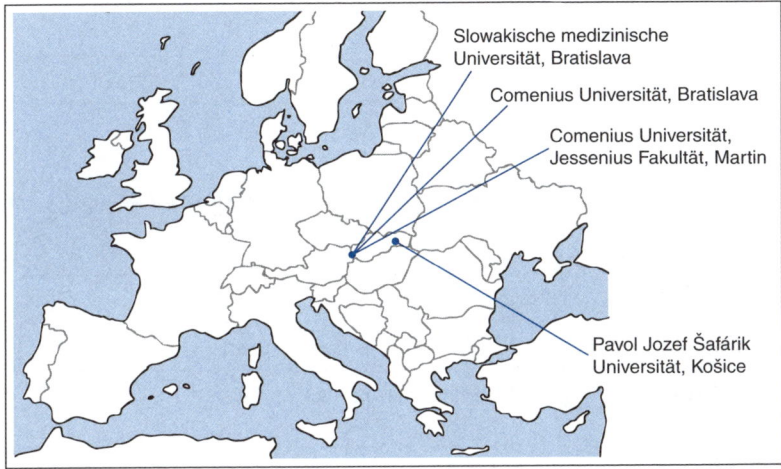

Abbildung 9: Medizinstudiengänge in der Slowakei

Tabelle 62: Überblick über Medizinstudiengänge in der Slowakei

Name	Comenius Universität
Studiengang	Humanmedizin (englischsprachig)
Ort	Bratislava
Einwohner	1.120.000 (Studenten 70.000)
Bewerbungs-fristen	Mitte Mai des Jahres
Studienstart	September
Aufnahme-voraussetzungen	Abitur und Bestehen der Aufnahmeprüfung

Tabelle 62: Fortsetzung

Unterlagen	Bewerbungsformular, Abiturzeugnis, Geburtsurkunde, Gesundheitszeugnis, Kopie des Reisepasses, 3 Passfotos
Aufnahmeverfahren	Aufnahmeprüfung mit den Schwerpunkten Biologie und Chemie
Studiengebühren	ca. 9.000 € pro Jahr
Link zum Studiengang	www.fmed.uniba.sk/
Name	**Slowakische medizinische Universität**
Studiengang	Humanmedizin (englischsprachig)
Ort	Bratislava
Einwohner	1.120.000 (Studenten 70.000)
Bewerbungsfristen	Mitte März des Jahres
Studienstart	September
Aufnahmevoraussetzungen	Abitur und Bestehen der Aufnahmeprüfung
Unterlagen	Bewerbungsformular, Abiturzeugnis, Geburtsurkunde, Gesundheitszeugnis, Kopie des Reisepasses, 2 Passfotos
Aufnahmeverfahren	Aufnahmeprüfung mit den Schwerpunkten Biologie und Chemie
Studiengebühren	ca. 9.000 € pro Jahr
Link zum Studiengang	http://eng.szu.sk/index.php?id=341
Name	**Comenius Universität, Jessenius Fakultät**
Studiengang	Humanmedizin (englischsprachig)
Ort	Martin
Einwohner	56.000

Tabelle 62: Fortsetzung

Bewerbungs-fristen	Mitte Mai
Studienstart	September
Aufnahme-voraussetzungen	Abitur und Bestehen der Aufnahmeprüfung
Unterlagen	Bewerbungsformular, Beglaubigtes Abiturzeugnis, Vom Notar beglaubigte Geburtsurkunde, Gesundheitszeugnis, Kopie des Reisepasses/Ausweises, 4 Passfotos
Aufnahme-verfahren	Multiple Choice-Tests mit den Schwerpunkten Biologie und Chemie
Studiengebühren	ca. 9.500 € pro Jahr
Link zum Studiengang	www.jfmed.uniba.sk/
Name	**Pavol Jozef Šafárik Universität**
Studiengang	Humanmedizin (englischsprachig)
Ort	Košice
Einwohner	240.000 (ca 27.000 Studenten)
Bewerbungs-fristen	Mitte Mai
Studienstart	September
Aufnahme-voraussetzungen	Abitur und Bestehen der Aufnahmeprüfung
Unterlagen	Bewerbungsformular, Gesundheitszeugnis, Kopie des Reisepasses/Ausweises, Nachweis über Bezahlung der Bewerbungsgebühr, Vom Notar beglaubigtes Abiturzeugnis, von gerichtlichem slovakischen Übersetzer übersetztes und vom Notar beglaubigtes Abiturzeugnis, vom Notar beglaubigte übersetzte Geburtsurkunde, 1 Passfoto

Tabelle 62: Fortsetzung

Aufnahme-verfahren	Multiple Choice-Tests mit den Schwerpunkten Biologie und Chemie
Studiengebühren	ca. 10.500 € pro Jahr
Link zum Studiengang	www.upjs.sk/en/faculty-of-medicine/

6.18 Bulgarien

Medizin kann in Bulgarien an 4 Standorten studiert werden (vgl. Abbildung 10 und Tabelle 63).

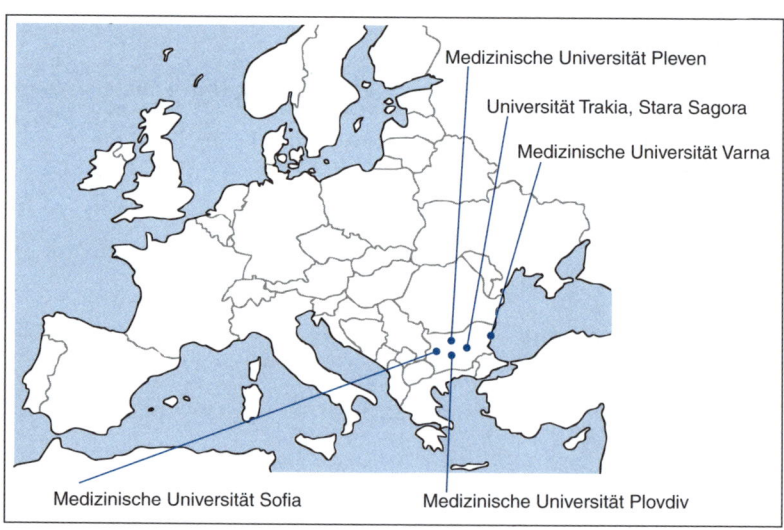

Abbildung 10: Medizinstudiengänge in Bulgarien

Tabelle 63: Überblick über Medizinstudiengänge in Bulgarien

Name	Medizinische Universität Varna
Studiengang	Humanmedizin (englischsprachig)
Ort	Varna
Einwohner	335.000 (Studenten 50.000)
Bewerbungs-fristen	Mitte September des Jahres
Studienstart	Oktober
Aufnahme-voraussetzungen	Abitur mit Schwerpunkten in Biologie und Chemie, Aufnahmeprüfung
Unterlagen	Bewerbungsformular, Abiturzeugnis, Gesundheitszeugnis, finanzielle Nachweise, Kopie des Reisepasses, 5 Passfotos
Aufnahme-verfahren	Aufnahmeprüfung
Studiengebühren	ca. 8.000 € pro Jahr
Link zum Studiengang	http://mu-varna.bg/EN
Name	Medizinische Universität Pleven
Studiengang	Humanmedizin (englischsprachig)
Ort	Pleven
Einwohner	120.000 (Studenten 1.000)
Bewerbungs-fristen	Oktober
Studienstart	Februar
Aufnahme-voraussetzungen	Abitur mit Noten in Chemie und Biologie
Unterlagen	Bewerbungsformular, Lebenslauf, Abiturzeugnis, Gesundheitszeugnis, Englischnachweis (z. B. TOEFL), 6 Passfotos, Kopie des Reisepasses

Tabelle 63: Fortsetzung

Aufnahme-verfahren	kein gesondertes Aufnahmeverfahren
Studiengebühren	ca. 7.000 € pro Jahr
Link zum Studiengang	http://mu-pleven.bg/index.php?option=com_content&view=featured & Itemid=128&lang=en
Name	**Medizinische Universität Sofia**
Studiengang	Humanmedizin (englischsprachig)
Ort	Sofia
Einwohner	1.300.000
Bewerbungs-fristen	Oktober
Aufnahme-voraussetzungen	Abitur mit Noten in Chemie und Biologie
Unterlagen	Bewerbungsformular, Lebenslauf, Abiturzeugnis, Gesundheitszeugnis, 4 Passfotos, Kopie des Reisepasses, Erklärung über Authentizität aller Dokumente in Bulgarisch und Englisch (auch alle anderen Dokumente müssen übersetzt und von der Bulgarischen Botschaft beglaubigt werden)
Aufnahme-verfahren	kein gesondertes Aufnahmeverfahren
Studiengebühren	ca. 8.000 € pro Jahr
Link zum Studiengang	http://foz.mu-sofia.bg/en
Name	**Medizinische Universität Plovdiv**
Studiengang	Humanmedizin (englischsprachig)
Ort	Plovdiv
Einwohner	367.000
Bewerbungs-fristen	September

Tabelle 63: Fortsetzung

Aufnahmevoraussetzungen	Abitur mit Noten in Chemie, Physik und Biologie
Unterlagen	Bewerbungsformular, Abiturzeugnis, Gesundheitszeugnis, 2 Passfotos, Erklärung über Authentizität aller Dokumente in Bulgarisch und Englisch (auch alle anderen Dokumente müssen übersetzt und von der Bulgarischen Botschaft beglaubigt werden)
Aufnahmeverfahren	Auswahl auf Basis der Unterlagen
Studiengebühren	ca. 8.000 € pro Jahr
Link zum Studiengang	www.meduniversity-plovdiv.bg/bg/
Name	**Universität Trakia**
Studiengang	Humanmedizin (englischsprachig)
Ort	Stara Sagora
Einwohner	138.000
Bewerbungsfristen	September
Aufnahmevoraussetzungen	Abitur mit Noten in Chemie, Physik und Biologie
Unterlagen	Bewerbungsformular, Abiturzeugnis, Gesundheitszeugnis, 4 Passfotos, Erklärung über Authentizität aller Dokumente in Bulgarisch und Englisch (auch alle anderen Dokumente müssen übersetzt und von der Bulgarischen Botschaft beglaubigt werden)
Aufnahmeverfahren	Auswahl auf Basis der Unterlagen
Studiengebühren	ca. 4.900 € pro Jahr
Link zum Studiengang	www.uni-sz.bg/node/36

6.19 Zypern

In Zypern gibt es die Möglichkeit, in Nikosia ein Medizinstudium aufzunehmen (vgl. Abbildung 11 und Tabelle 64).

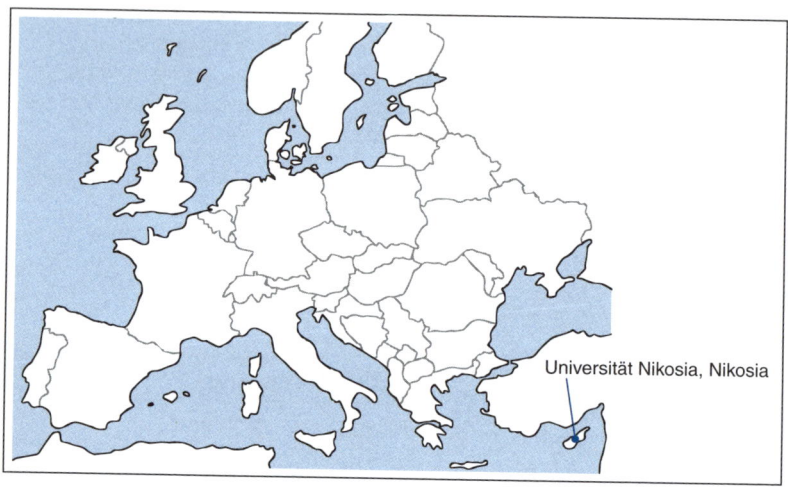

Universität Nikosia, Nikosia

Abbildung 11: Medizinstudiengänge in Zypern

Tabelle 64: Überblick über Medizinstudiengänge in Zypern

Name	Universität Nikosia
Studiengang	Humanmedizin (englischsprachig)
Ort	Nikosia
Einwohner	280.000
Bewerbungs-fristen	Bitte im Frühjahr des jeweiligen Jahres informie-ren
Studienstart	Oktober
Aufnahme-voraussetzun-gen	Abitur im Bereich bis 1,7 und ähnlichen Noten in Biologie und Chemie, Physik oder Mathematik, IELTS-Englischtest mit mindestens 6,5

Tabelle 64: Fortsetzung

Unterlagen	Onlineformular, Abiturzeugnis, IELTS-Bescheinigung, Motivationsschreiben in Englisch
Aufnahmeverfahren	Aufnahmegespräch (persönlich oder Skype)
Studiengebühren	ca. 7.000 € pro Jahr
Link zum Studiengang	http://med.unic.ac.cy/

7 Die Entscheidungshilfen

Für den erfolgreichen Einstieg ins Medizinstudium ist es vor allem sehr wichtig, zu einer realistischen Einschätzung zu kommen: An welchen Standorten hast du Chancen? Wo hast du keine beziehungsweise nur sehr geringe Chancen? Tabelle 65 soll hier als Entscheidungshilfe dienen.

Tabelle 65: Entscheidungshilfen

Humanmedizin	Abiturnote				
	1,0–1,3		1,4–2,0		2,1–4,0
	Kein naturwissenschaftliches Schulprofil	Naturwissenschaftliches Schulprofil	Kein naturwissenschaftliches Schulprofil	Naturwissenschaftliches Schulprofil	Das Schulprofil ist weitestgehend egal
Direkte Bewerbung über Hochschulstart ist aussichtsreich	ja*	ja*	nein, ohne Verbesserungsmöglichkeiten im AdH wird das schwierig	geringe Chancen, die Verfahren im AdH sollten genau geprüft werden	nein
Auswahlgespräch erhöht die Chancen	ja*	ja*	ja*	ja*	nein
Krankenpflegepraktikum erhöht die Chancen	ja*	ja*	ja*	ja*	nein
FSJ erhöht die Chancen	ja*	ja*	ja*	ja*	nein
Medizinische Berufsausbildung erhöht die Chancen	ja*	ja*	ja*	ja*	nein
Guter TMS erhöht die Chancen	ja*	ja*	ja*	ja*	nein

Tabelle 65: Fortsetzung

Humanmedizin	Abiturnote				
	1,0–1,3		1,4–2,0		2,1–4,0
	Kein natur-wissen-schaftliches Schulprofil	Natur-wissen-schaftliches Schulprofil	Kein natur-wissen-schaftliches Schulprofil	Natur-wissen-schaftliches Schulprofil	Das Schul-profil ist weitestge-hend egal
Quereinstieg	nicht notwendig	nicht notwendig	bietet Chancen, hat aber auch Risiken	bietet Chancen, hat aber auch Risiken	bietet Chancen, hat aber auch Risiken
Studienplatzklage	nicht notwendig	nicht notwendig	bietet Chancen, hat aber enorme Risiken	bietet Chancen, hat aber enorme Risiken	bietet Chancen, hat aber enorme Risiken
Private Studien-gänge in Deutsch-land	nicht notwendig	nicht notwendig	bietet Chancen	bietet Chancen	geringe Chancen
Losverfahren	nicht notwendig	nicht notwendig	Geringe Chancen	Geringe Chancen	Geringe Chancen
Medizinstudium bei der Bundeswehr	nicht notwendig	nicht notwendig	bietet Chancen	bietet Chancen	geringe Chancen
Medizinstudium im Ausland	nicht notwendig	nicht notwendig	gute Chancen	gute Chancen	gute Chancen

Anmerkung: * Die AdHs müssen trotzdem sehr genau geprüft werden, um die jeweils besten Verfahren für das eigene Curriculum auszuwählen

Wo hast du Chancen? Natürlich kannst du alle Wege grundsätzlich probieren, aber je schlechter deine Abiturnote ist, desto breiter solltest du dein Bewerbungsportfolio aufstellen. Grundsätzlich würde ich dir empfehlen, ab einer Abiturnote von 1,4 immer eine Absicherung der Bewerbung über ausländische Studienoptionen mit guten Aufnahmeaussichten vorzunehmen. Wichtig ist es, sich Optionen zu schaffen, falls gewisse Wege doch nicht klappen.

Ein weiteres wichtiges Kriterium ist für viele das liebe Geld. Natürlich möchte jeder so wenig wie möglich ausgeben, aber du solltest hier wirklich sehr genau abwägen. Wenn du eher wenig Geld ausgeben beziehungsweise sogar lieber Geld verdienen möchtest, dann ist die Offizierslaufbahn der Bundeswehr hochinteressant. Die nächstgünstigste Möglichkeit zu studieren, ist natürlich ein ganz normales Studium in Deutschland. Hier liegen die Kosten bei ca. 10.000 Euro im Jahr für die Lebenshaltung. Das betrifft das reguläre Medizinstudium an einer deutschen Universität, sofern du einen Studienplatz erhältst, als auch den Quereinstieg. In Österreich und in Rumänien kannst du mit vergleichbaren Kosten rechnen. In Rumänien musst du zwar Studiengebühren bezahlen, dafür sind aber die Lebenshaltungskosten deutlich niedriger. Auch einige andere osteuropäische Standorte sind trotz Studiengebühren nicht wirklich teuer, wenn man die Lebenshaltungskosten mit den hiesigen vergleicht. Gerade in Süddeutschland sind die Ausgaben für den Wohnraum mittlerweile sehr hoch. In diesem Zusammenhang solltest du dich auch einmal mit dem Thema Auslands-BAföG beschäftigen.

In Tabelle 66 findest du für einige ausgewählte Orte eine Gegenüberstellung der Kosten für das Studium. Bitte beachte, dass es sich hier

Tabelle 66: Grobe Einschätzung der Kosten für das Studium an ausgewählten Standorten

Standort	Uni Freiburg	Uni Oradea (Rumänien)	Uni Stettin (Polen)	Semmelweis Uni Budapest (Ungarn)
Studiengebühren pro Jahr	145 Euro Semesterbeitrag	ca. 3.400 Euro Studiengebühren	ca. 10.000 Euro Studiengebühren	ca. 14.000 Euro Studiengebühren
Miete pro Jahr für 35 qm² (warm)	ca. 5.350 Euro	ca. 2.000 Euro	ca. 3.600 Euro	ca. 4.800 Euro
Lebenshaltungskosten pro Jahr	ca. 6.000 Euro	ca. 4.800 Euro	ca. 5.000 Euro	ca. 6.000 Euro
Gesamtkosten Studium pro Jahr	ca. 11.495 Euro	ca. 10.200 Euro	ca. 18.600 Euro	ca. 24.800 Euro

nicht um statistisch erhobene Daten handelt, sondern lediglich um eine grobe Schätzung der Kosten, die auf Internetrecherchen von verschiedenen Wohnungs-, WG- und Institutionsportalen beruht. Trotzdem denke ich, dass diese Gegenüberstellung einen ersten Eindruck vermittelt und den realen Gegebenheiten recht nahe kommt.

8 Ab zum Medizinstudium

Für jeden gibt es die Möglichkeit, ein Medizinstudium zu beginnen. Das konnte ich dir hoffentlich mit diesem Buch vermitteln. Jeder, der den innigen Wunsch hegt, sein Berufsleben als Mediziner zu verbringen, der wird dies auch können. Aus Erfahrung weiß ich, dass viele Interessenten daran zweifeln, über die eher ungewohnten Wege, wie z. B. dem Quereinstieg oder dem Medizinstudium im Ausland, einen Studienplatz für Medizin zu erhalten. Aber glaube mir, diese Wege sind schon vielfach erfolgreich beschritten worden, und alle, die wirklich Arzt werden wollten, und die entsprechenden Fähigkeiten mitgebracht haben, haben es geschafft.

Es ist eine Frage des Willens und natürlich gehört bei bestimmten Entscheidungen auch ein gewisser Mut dazu. Aber denke daran, wie wichtig und weitreichend diese Entscheidung für dein Berufsleben ist, und gehe sie entschlossen an.

Ich wünsche dir viel Erfolg!

Patrick Ruthven-Murray

Anhang

Literatur

DIW – Deutschen Instituts für Wirtschaftsforschung (2012). *Wann sich Investitionen in Bildung lohnen*. DIW Wochenbericht, 13, 2012. Zugriff am 07.01.2013 unter http://www.diw.de/documents/publikationen/73/diw_01.c.395810.de/12-13.pdf.

Hochschulstart (2012). *Die Vorabquoten, M02, 10.2012*. Zugriff am 08.11.2012 unter http://www.hochschulstart.de/fileadmin/downloads/Merkblaetter/M02.pdf.

Institut für Demoskopie Allensbach (2011). *Allensbacher Berichte, April 2011*. Zugriff am 07.01.2013 unter http://www.ifd-allensbach.de/uploads/tx_reportsndocs/prd_1102.pdf.

ITB Consulting (Hrsg.). (2016a). *Test für medizinische Studiengänge I. Originalversion I des TMS* (6., neu ausgestattete Auflage). Göttingen: Hogrefe.

ITB Consulting (Hrsg.). (2016b). *Test für medizinische Studiengänge II. Originalversion II des TMS* (6., neu ausgestattete Auflage). Göttingen: Hogrefe.

Ruthven-Murray, P. & Meinelt, P. (2016). *Naturwissenschaftliche Auswahltests in der Medizin erfolgreich bestehen. Optimal vorbereitet auf den HAM-Nat und weitere europäische Auswahltests*. Göttingen: Hogrefe. http://dx.doi.org/10.1026/02728-000

Stepstone (2012). *Der Stepstone Gehaltsreport 2012*. Zugriff am 07.01.2013 unter http://www.stepstone.de/gehaltsreport/pdf/gehaltreport2012.pdf?cid=mailing_gehaltsreport_download.

Sachregister

Abiturbestenquote 27
Alt-Abiturienten 24
Alt- und Neu-Abiturienten 23
Anton-Anmeldeportal 25
Approbationsordnung 106
Approbationsordnung für Ärzte
   20
Äquivalenzbescheinigung 102,
   108, 111
Ausland 100, 129, 134
Auswahlgespräch 37, 47, 50,
   60, 65, 66, 69, 70, 82, 83, 86,
   87
Auswahlverfahren der Hoch-
   schulen (AdH) 32, 76, 77,
   80

Belgien 149
Bewerbungsfristen 23
Bulgarien 182
Bundeswehr 100, 125, 128

Erster Abschnitt der Ärztlichen
   Prüfung 20, 93
Estland 169

Facharzt 21
Frankreich 141, 142, 143, 144
Freiwilligendienst 54, 73, 94

Gleichwertigkeitsbescheinigung
   108
Großbritannien 141
Große Scheine 103, 109

HAM-Int 49
HAM-Nat 33, 48, 61

Kleine Scheine 103, 109
Klinik 17
Krankenpflegepraktikum 93
Kroatien 167

Landesprüfungsamt 102, 103,
   108, 111, 112, 115, 116, 117,
   134
Lebenslauf 83, 84
Lettland 169
Litauen 169
Losverfahren 99, 100, 119

Medizinertest (TMS) 23, 81
Modellstudiengang 18, 110,
   120
Modell- und Reformstudien-
   gänge 18
Motivationsschreiben 83, 85
Multiple Mini-Interaktions-Test
   65

Neu-Abiturienten 24
Niederlande 144

Ortspräferenz 76, 80
Österreich 135, 137

Physikum 20
Polen 154
Praktisches Jahr 17, 21

Quereinstieg 100, 101, 102, 103, 107, 112, 113, 114

Reformstudiengang 18
Rumänien 173

Schweiz 140
Slowakei 179
Staatsexamen 20
Studienplatzklage 100, 112, 118, 134

Teilstudienplatz 30, 99, 114
TMS 23, 54, 60, 62, 63, 66, 72, 73, 74
Tschechien 162

Ungarn 150

Vorabquote 26
Vorklinik 17

Wartesemester 30, 97
Wartezeit 114
Wartezeitquote 29

Zweiter Abschnitt der Ärztlichen Prüfung 20
Zypern 186

Buchtipps

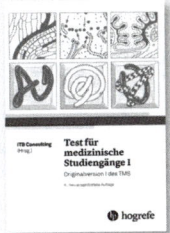

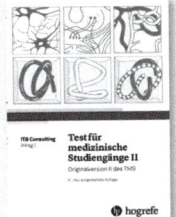

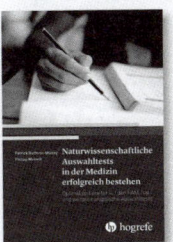

ITB Consulting (Hrsg.)

Test für medizinische Studiengänge I

Originalversion I des TMS

6., neu ausgestattete
Auflage 2016, 111 Seiten,
€ 12,95 / CHF 16.90
ISBN 978-3-8017-2777-2

Alle Personen, die Medizin
studieren möchten,
können die Aufgaben-
sammlung der Original-
version I für die Vorbereitung zur Teilnahme am
Test für medizinische
Studiengänge (TMS)
nutzen.

ITB Consulting (Hrsg.)

Test für medizinische Studiengänge II

Originalversion II des TMS

6., neu ausgestattete
Auflage 2016, 117 Seiten,
€ 12,95 / CHF 16.90
ISBN 978-3-8017-2778-9

Die Aufgaben der Originalversion II liefern authen-
tisches Material für die
Vorbereitung auf die
Teilnahme am Test
für medizinische
Studiengänge (TMS):
Lernen Sie die Aufgaben-
typen, den Schwierigkeitsgrad und die inhaltlichen
Schwerpunkte kennen.

Patrick Ruthven-Murray /
Philipp Meinelt

Naturwissen-schaftliche Auswahltests in der Medizin erfolgreich bestehen

Optimal vorbereitet auf den
HAM-Nat und weitere
europäische Auswahltests

2016, 301 Seiten,
€ 49,95 / CHF 65.90
ISBN 978-3-8017-2728-4
Auch als eBook erhältlich

Das Buch bereitet ziel-
gerichtet auf naturwissenschaftliche Auswahltests,
insbesondere den HAM-
Nat, in der Human- und
Zahnmedizin vor.

www.hogrefe.com

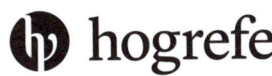 hogrefe

Buchtipps

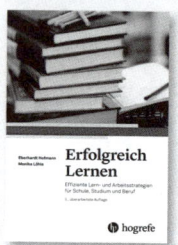

Eberhardt Hofmann /
Monika Löhle

Erfolgreich Lernen

Effiziente Lern- und
Arbeitsstrategien
für Schule, Studium
und Beruf

3., überarb. Auflage 2016,
231 Seiten,
€ 24,95 / CHF 32.50
ISBN 978-3-8017-2792-5
Auch als eBook erhältlich

Die Neubearbeitung
des Buches beschreibt
erfolgversprechende Lern-
und Arbeitstechniken,
die zeigen, wie – je nach
individuellem Lerntyp –
Lernen effektiv gestaltet
werden kann.

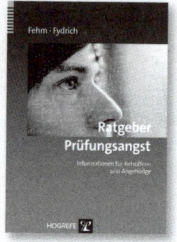

Lydia Fehm /
Thomas Fydrich

Ratgeber Prüfungsangst

Informationen für
Betroffene und Angehörige

(Ratgeber zur Reihe:
„Fortschritte der Psycho-
therapie", Band 26). 2013,
106 Seiten, Kleinformat,
€ 12,95 / CHF 18.90
ISBN 978-3-8017-2048-3
Auch als eBook erhältlich

Der Ratgeber beschreibt,
wie Prüfungsängste
entstehen und informiert
über Strategien und Tech-
niken zur Bewältigung von
Prüfungsängsten.

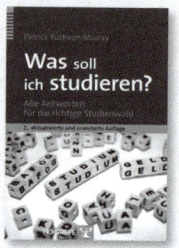

Patrick Ruthven-Murray

Was soll ich studieren?

Alle Antworten für
die richtige Studienwahl

2., akt. und erw.
Auflage 2015, 184 Seiten,
Kleinformat,
€ 17,95 / CHF 25.90
ISBN 978-3-8017-2592-1
Auch als eBook erhältlich

Studieren, aber was?
Die Neuauflage des Leit-
fadens versetzt Studien-
interessierte in die Lage,
eine fundierte, nachhaltige
und bewusste Studienwahl
zu treffen.

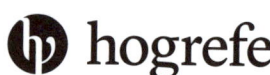